上海领军人才

学术成就概览·医学卷

（2006～2008年）

组稿

上海市卫生和计划生育委员会科技教育处

主编

黄红　沈晓初　张勘

科学出版社

北　京

图书在版编目（CIP）数据

上海领军人才学术成就概览. 医学卷：2006～2008年/黄红，
沈晓初，张勘主编 .—北京：科学出版社，2015.10
　ISBN 978-7-03-046116-2

Ⅰ.①上…　Ⅱ.①黄…②沈…③张…　Ⅲ.①医学－技术
发展－成就－中国－2006～2008　Ⅳ.①G322.751 ②R-12

中国版本图书馆 CIP 数据核字（2015）第 253424 号

责任编辑：潘志坚　闵　捷
责任印制：谭宏宇

科 学 出 版 社 出版
北京东黄城根北街 16 号
邮政编码：100717
http://www.sciencep.com

上海锦佳印刷有限公司印刷
科学出版社发行　各地新华书店经销

＊

2015 年 10 月第　一　版　开本：889×1194　1/12
2015 年 10 月第一次印刷　印张：11
字数：290 000
定价：180.00 元

编辑委员会

上海领军人才学术成就概览·医学卷

序

　　学科人才资源是卫生发展第一资源。医疗卫生事业关系到人民的健康和生命，医疗卫生服务又具有极高的技术含量，这一特点决定了人才在医疗卫生事业发展中的核心地位。

　　为加快培养和造就一支高素质的领军人才队伍，中共上海市委、市人民政府根据中央精神作出了加强领军人才队伍建设的战略决策。2004 年发布的《上海实施人才强市战略行动纲要》明确提出，要实施领军人才开发计划，选拔培养一批各行各业的领军人才。2005 年上海启动了领军人才开发试点工作，在 7 个试点领域选拔了首批上海领军人才"地方队"培养对象。2006 年以后，上海领军人才队伍建设工作全面展开。本市卫生系统作为 7 个试点领域之一自 2005 年起每年选拔上海领军人才，至 2014 年本市卫生系统共有 172 名上海领军人才，约占本市领军人才总数的 16%，这些优秀的人才以其科学严谨的治学态度和献身精神，创造性地展开工作，为上海卫生事业做出了杰出的贡献。

　　围绕上海将建设亚洲医学中心城市之一的战略目标，上海将不断完善卫生人才发展的良好机制与环境，促进卫生人才的均衡发展，卫生人才资源总量稳步增长，卫生人才结构与分布进一步优化，卫生人才素质与能力进一步提升。到 2020 年，建设一支数量规模适宜、素质能力优良、结构分布合理，以德为先，德才兼备的卫生人才队伍，造就一批具有亚洲一流医学水平，具备科技创新和知识创新能力，具有国际竞争力的医学杰出人才。为加快本市卫生事业改革发展，实现人人享有基本医疗卫生服务提供强有力的人才保障。

　　《上海领军人才学术成就概览·医学卷》（首期拟分 2006~2008 年、2009~2011 年、2012~2014 年三卷出版，每卷 50 人左右），旨在展示本行业领军人才的精神风貌、学术成就，弘扬领军人才刻苦钻研、不断进步、追求完美的学术精神，激励广大医务工作者追随榜样的脚步艰苦奋斗，取得更大的成绩。

　　本书在编辑过程中，得到了有关单位和个人的大力支持和协助，在此表示衷心的感谢。

　　由于我们的编辑水平有限，经验不足，有错漏之处，请指正。

编辑委员会

2015 年 10 月

上海市医学领军人才培养的
探索与实践

张勘　许铁峰

医疗卫生服务具有极高的技术含量，这一特点决定了人才在医疗卫生事业发展中的核心地位。近年来，上海市卫生局围绕医学人才的培养和使用，先后推出了多项人才培养计划，取得了良好效果。

一、医学领军人才培养计划出台的背景

1997 年以来，上海市卫生局先后实施了"百名跨世纪优秀学科带头人培养计划"（简称"百人计划"）、"上海市医苑新星培养计划"等医学人才培养计划，培养和造就了一大批优秀中青年学科带头人，从根本上改变了过去人才队伍"青黄不接"的困难局面。但与建设亚洲医疗中心城市之一的目标定位相比，上海卫生系统学科人才建设还有一定差距，主要表现为，缺少在重大疾病的诊断治疗、预防控制和科技创新中做出突出贡献、能凝聚优秀团队和带领本学科持续发展的德才兼备的优秀医学人才，即人才"金字塔"结构中的顶尖人才。

顶尖人才短缺制约了领跑速度，因此加强上海卫生系统学科人才梯队建设，加速培养一批医学领域的领军人才，以领军人才带动优秀创新团队，促进上海医学科技与发展水平的整体提高，以弥补尚存在的结构性缺陷，是继续保持和发展上海医学科技优势、促进上海医学可持续发展的迫切要求。

二、医学领军人才培养计划实施办法

上海市医学领军人才培养计划从 2004 年底开始酝酿，在总结以往人才培养工作成功经验和借鉴教育部"长江学者"、人事部"百千万人才工程"等国家级人才培养计划实施办法的基础上，制订了《上海市医学领军人才培养计划实施办法》。为了使本办法更具有科学性和可操作性，卫生局开展了包括征求专家书面意见、召开专题座谈会、个别专家重

点访谈等多种形式在内的调研，并先后对该办法草案进行了 6 次修改。修改后的文件充分体现了全行业管理，培养对象的选拔面向全市各级各类医疗机构、预防机构、医学院（校）及相关科研院所：资助人才的领域以临床医学为主，但同时向基础医学、预防医学开放，实现了医学全学科覆盖，从而更具代表性和权威性。

三、医学领军人才培养计划的特点

1. 目标要求更高

过去人才计划的目标是培养学科带头人（"百人计划"）、临床中青年骨干（"医苑新星"计划）、医学后备人才（优秀青年医学人才培养计划），而本计划目标是培养在重大疾病的诊断治疗、预防控制和科技创新中做出突出贡献，能凝聚优秀团队和带领本学科持续发展的德才兼备的优秀医学拔尖人才。

2. 起点更高

对申请者在 SCI 杂志发表专业论文、承担国家级课题或上海市重大项目等方面作了更高要求，入选者在各自的业务领域内均具有相当高的知名度。

3. 资助力度更大

以前的人才培养计划每人资助 10 万元，本次计划入选者每人资助 50 万元（每年 10 万元），单位作相应匹配，每人受资助金额总量可达到 100 万元以上，已相当于国家自然基金委杰出青年人才基金的资助力度。

4. 培养机制更灵活、竞争性更强

采用"3+2"培养模式，培养对象入围 3 年后，上海市卫生局组织有关专家进行中期评估，绩效突出者可转入后 2 年的培养资助，绩效不显著者则取消下一阶段的资助。

四、医学领军人才培养对象的特点分析

上海市医学领军人才计划按层层把关、择优推荐、限额申报原则，共收到全市 92 份申报材料。经过专家书面预审和擂台评审后，选出了 49 名医学领军人才培养对象。其名单经上海市卫生系统学科人才建设领导小组审定后，在上海卫生信息网和人员所在单位进行了为期两周的公示，并经卫生局局务会讨论通过，均已正式列入上海市医学领军人才培养计划。

1. 基本特征及分布

入选的 49 名医学领军人才 82%（41 位）具有博士学位，平均年龄 46.8 岁，年纪最轻

的仅 38 岁。从学科布局上看，大外科领域 20 名，大内科领域 11 名，影像等临床相关学科 3 名，中医及中西医结合领域 7 名，基础医学 5 名，公共卫生领域 3 名。

2. 代表了上海各优势领域的最高水平

据统计，49 位医学领军人才全部在省部级以上学术团体中任主要职务，其中在全国性学术团体任常委或各专业学组任组长职务达 64 人次，973 首席科学家 2 位，教育部"长江学者" 8 位，国家自然科学杰出青年人才基金获得者 16 位，临床医学中心的主任、执行主任 11 位，医学重点学科的带头人 10 位，基本上代表了上海医学各优势领域的最高水平。

3. 体现了近年来卫生系统学科人才建设的成效

领军人才培养对象中有 33 位经过"百人计划"的培养，占 67.3%；19 位来自临床医学中心，12 位来自医学重点学科，二者合计占 63.3%，显示了临床医学中心和医学重点学科强大的人才培养能力。入选的医学领军人才与"百人计划"、临床医学中心或医学重点学科的大比例重合显示了上海卫生系统"学科、人才、项目、成果四位一体、联动发展"的管理创新模式的成效。

五、对医学领军人才培养工作的展望

1. 鼓励培养对象在业务上勇于创新

虽然医学领军人才培养对象在各自的专业技术领域内已经具有了一定的学术影响力，但作为领军人才进行培养才刚刚起步，必须鼓励其在自己的专业技术领域内勇于创新、精益求精。

领军人才培养和过去人才计划一个显著的不同就是领军人才更强调团队的作用，所以其培养对象从一开始就要注意创新团队的建设，在自身水平不断提高和知名度不断扩大的同时，构建起一个结构合理、团结高效的创新团队，使本学科的整体实力进一步提升。

2. 加强政策扶持

建立以知识产权（专利、商标、著作权等）为核心的创新激励体系，鼓励科技成果的转化和产业化；营造良好的技术创新和学术创新环境，给予领军人才及其团队充分的理解和信任，通过建立创新型人才的"保护机制"把个人失败的风险和创新的成本降到最低程度 鼓励产学研结合，有效整合科技资源，发挥医学专家群体优势，真正实现学科交叉融合，变"单打独斗"为"协同作战"。

3. 建立服务新机制

上海市卫生局优先推荐医学领军人才培养对象担任相关专业学会职务，为培养对象参加国内外业务交流与合作提供绿色通道和必要支撑；定期举办培养对象学术研讨会，促进多学科、多中心、多层面学术交流与科技合作；聘请培养对象参与上海卫生系统决策咨询，为其发挥聪明才智提供更多的机会；弘扬培养对象中艰苦创业、自主创新的先进人物和先进事迹，不断扩大医学领军人才的社会影响九建立科学合理的医学人才绩效评价体系，对不同领域的培养对象实行差异化管理；建立优胜劣汰机制，对培养3年后中期评估绩效突出者，给予追加经费继续培养；落实一系列领军人才开发服务的新举措，如在人员配备、设备配备、经费使用等方面给予领军人才一定自主权，打破所有制、地域限制，聘用"柔性流动人员"，自主组建团队，按自主创新需要自主选题立项等。

人才队伍建设是卫生事业发展的永恒主题，医学领军人才培养计划的启动标志着上海卫生系统覆盖各年龄、各层次、各专业的人才建设体系已初步形成，但同时应看到，医学领军人才全部集中在三级医院和市级防治站所，二级医院仅有一人通过初选，说明二级医院的人才培养还有差距。另外三级医院之间发展不平衡的情况也比较明显，入围最多的单位是第二军医大学附属长海医院和上海交通大学医学院附属瑞金医院，但三级专科医院如市胸科医院、肺科医院等没有人才入围，甚至没有人才通过初审。这些信息提示上海在优秀医学人才培养方面的不足，也从另一方面要求上海要以严格的管理、周到的服务做好医学领军人才的培养工作，并以此带动一大批中青年医学专家迅速成长，从而促进上海医学技术的整体水平不断提高。

目录

序·上海市医学领军人才培养的探索与实践

2006 年

上海领军人才学术成就概览 · 医学卷

上海领军人才
学术成就概览·医学卷

2006年

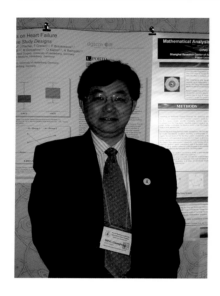

丁光宏

专业

针灸经络学，生物医学工程学

专业技术职称

教授

工作单位与职务

复旦大学校长助理，
上海市针灸经络研究中心主任

● 主要学习经历

1980.09－1984.07 · 复旦大学数学系　理学学士
1984.09－1987.07 · 复旦大学应用力学系，生物力学方向　理学硕士

● 主要工作经历

1987.07－1990.01 · 复旦大学应用力学系　助教
1990.02－1993.02 · 复旦大学应用力学系　讲师
1993.03－1997.04 · 复旦大学应用力学系　副教授
1997.05－ 至今　 · 复旦大学力学与工程科学系　教授
2000.07－2008.01 · 复旦大学力学与工程科学系　系主任
2000.01－ 至今　 · 教育部力学教学指导委员会　委员
2001.05－ 至今　 · 复旦大学力学与工程科学系　博士生导师
2003.01－2008.01 · 上海市第十二届人民代表大会　代表
2004.01－ 至今　 · 上海市针灸经络研究中心　主任
2007.08－ 至今　 · 复旦大学　校长助理
2008.01－2012.12 · 上海市第十三届人民代表大会　代表
2012.12－ 至今　 · 上海市政协　委员
2013.01－ 至今　 · 中国民主同盟十一届中央委员会　常委

● 重要学术兼职

目前 · 上海生物医学工程学会　常务理事，生物力学专业委员会主任
目前 · 中国力学学会　理事
目前 · 上海力学学会　副理事长
目前 · 中国针灸学会　理事
目前 · 上海市针灸学会　副理事长
目前 · 中德中医研究学会　主席

● 代表性论文，著作

1. Xia Yin, Ding Guanghong, Wu Gencheng. Current Research in Acupuncture. New York: Springer Press, 2012: 752.
2. Xie, J. Y., Ding, G. H., & Karttunen, M. Molecular dynamics simulations of lipid membranes with lateral force: Rupture and dynamic properties. Biochimica et Biophysica Acta (BBA)-Biomembranes, 2014, 1838(3): 994-1002.
3. Huang, M., Zhang, D., Sa, Z. Y., Xie, Y. Y., Gu, C. L., & Ding, G. H. In Adjuvant-Induced Arthritic Rats, Acupuncture Analgesic Effects Are Histamine Dependent: Potential Reasons for Acupoint Preference in Clinical Practice. Evidence-Based

Complementary and Alternative Medicine, 2012.

4. D. ZHANG, A. SPIELMANN, L. WANG, G. DING, F. HUANG, Q. GU, W. SCHWARZ. Mast-cell degranulation induced by physical stimuli involves the activation of transient-receptor-potential channel TRPV2 physiol. Physiological research, 2012, 61(1): 113-124.

5. Zhang Di, Yao Wei, Ding Guanghong, Yang Jing, Schwarz Wolfgang, Fei Lun, Liu Fang, Shen Xueyong, Lao Lixing. A fluid mechanics model of tissue fluid flow in limb connective tissue-a mechanism of acupuncture signal transmission. Journal of Hydrodynamics,2009, 21(5):675-684.

6. Xuezhi Kang, Dongman Chao, Quanbao Gu, Guanghong Ding, Yingwei Wang, Gianfranco Balboni, Lawrence H. Lazarus and Ying Xia. δ-Opioid receptors protect from anoxic disruption of Na⁺ homeostasis via Na⁺ channel regulation, Cellular and Molecular Life Sciences, 2009, 66(21): 3505-3516.

7. Xiaojia Yu, Rui Zhan, Hong Huang, Guanghong Ding. Role of collagen fibers in rat zusanli acupoint(ST36) during acupuncture analgesia therapy. Connective tissue research, 2008, 50(2): 110-120.

8. CHEN Jia-liang, WANG Sheng-zhang, DING Guang-hong, YANG Xin-jian, LI Hai-yun. Patient-specific blood dynamic simulations in assessing endovascular occlusion of intracranial aneurysms. Journal of hydrodynamics, 2009, 21(2): 271-276.

9. Zhang D, Ding GH. Role of mast cells in acupuncture effect: a pilot study. Explore: the journal of science & healing, 2008, 4(3), 170-177.

10. Ding Guanghong, Liu Chang, Gong Jianqiu, Wang Ling, Cheng Ke, Zhang Di. SARS epidemical forecast research in mathematical model. Chinese science bulletin, 2004, 49(21): 2332-2338.

● 重要科技奖项

1. 2012. 国家科技进步二等奖. 第 3 完成人.
2. 2011. 四川省科技进步一等奖. 第 3 完成人.
3. 2008. 教育部自然科学二等奖. 第 2 完成人.
4. 2007. 上海医学科技一等奖. 第 2 完成人.
5. 2005. 中国针灸学会科技进步三等奖. 第 3 完成人.
6. 2005. 中华中医药学会科学技术奖. 第 2 完成人.
7. 2004. 上海市科技进步三等奖. 第 2 完成人.
8. 2000. 国家教育部科技进步二等奖.（发明类）. 第 1 完成人.
9. 1997. 上海市优秀发明选拔赛一等奖. 第 1 完成人.
10. 1994. 上海市科技进步二等奖. 第 3 完成人.
11. 1993. 上海市科技进步三等奖. 第 4 完成人.
12. 1989. 国家教委科技进步二等奖. 第 5 完成人.

● 学术成就概览

丁光宏教授主要研究领域涉及生物力学、生物医学工程、中医工程学

和针灸经络学。自 2005 年获得"上海市领军人才"称号以来，开展的具体科研内容包括：针灸穴位启动机制研究；针灸的神经生理学机制研究；针灸的分子生物学机制研究；大血管血液动力学模拟和实验；中医理论的数学建模分析；物理刺激导致的膜蛋白开放生理学实验；机械力刺激导致细胞膜及通道开放过程的分子动力学模拟；脑血管血液动力学临床参数分析方法优化等。自 2005 年至今在国内外学术期刊中发表学术论文 60 余篇，其中近半数为 SCI 索引论文，参与编写英文学术专著 2 本，其中由他参与主编美国 Springer 出版社出版的 *Current Research in Acupuncture* 一书为该出版社第一本针灸现代科学研究专著，获得了广泛的好评。近 10 年开培养硕士研究生 15 名，博士生研究 14 名，博士后 2 名。

他开展的围绕针刺过程中穴位启动机制的系列研究，利用分子生物学、组织学、动物行为学、细胞电生理、神经生理学、分子生物学及基因技术等多种手段，发现了穴位处与针刺镇痛效应相关的细胞结构、信号物质和膜蛋白，从而对针刺信号的生物信号转换过程给出了系统的科学解释，为针刺机制研究提供了重要的线索。

他开展的针对脑循环临床参数的测量和数学分析的系列研究，在之前专利产品的基础上，极大的拓展了临床对现有参数的理解，为快速检测和临床预警提供了科学基础，相关算法部分已申请专利，进入产品转化流程。

他开展的针对机械应力引起的细胞膜破裂过程的分子动力学模拟，创新的解决了多尺度问题，特别是磷脂双分子层破裂过程的模拟为国际首创的研究，为生物膜及膜上通道的力学研究奠定了基础。

他开展的针对组织液定向流动的流体力学研究，创新的将经络问题与流体力学相结合，将人体组织近似为多孔介质，给出了一个由人体血液流动为动力驱动，独立于心血管系统的人体物质信息传导的潜在系统，在中医基础理论研究领域获得了广泛的认可。

2005 年至今他主持完成了 1 项国家 973 项目研究课题，5 项上海市科技发展基金，1 项上海市重点学科项目，均已顺利结题，取得了突出的成果，获得 2012 年国家科技进步二等奖，2011 年四川省科技进步一等奖，2008 年教育部自然科学二等奖，2007 年上海市医学科学奖一等奖等学术奖励。

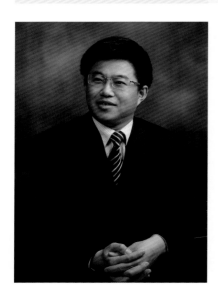

王拥军

专业

中医骨伤科学，中西医结合临床

专业技术职称

教授，研究员，主任医师

工作单位与职务

上海中医药大学
附属龙华医院副院长

上海中医药大学
脊柱病研究所所长

主要学习经历

1983.09—1988.07 · 安徽中医学院　学士

1994.09—1997.07 · 上海中医药大学　硕士

1998.09—2001.07 · 上海中医药大学　博士

2001.09—2003.07 · 中国人民解放军第二军医大学长征医院　骨科学博士后

2003.11—2005.03 · University of Rochester Medical Center, USA / Strong Memorial Hospital, USA　分子骨科学博士后

2010.11—2013.07 · 天津中医药大学　中医内科学博士后

主要工作经历

1988.07—1993.09 · 安徽省皖北矿务局医院骨外科　主任

1997.09—2000.09 · 上海中医药大学骨伤科研究所，脊柱病研究室　主任

2001.11—2002.02 · 香港大学医学院骨科学系，玛丽医院骨科　访问学者

2003.08—2006.07 · 上海中医药大学脊柱病研究所　常务副所长

2006.07— 至今　· 上海中医药大学脊柱病研究所　所长

2008.09— 至今　· 上海中医药大学附属龙华医院，龙华教学医学院　副院长

2012.02— 至今　· 中国中医科学院　客座研究员

重要学术兼职

2006.06— 至今　· 世界中医骨科联合会　常务副主席

2011.07— 至今　· 中国中西医结合学会骨伤专业委员会　副主任委员

2012.06— 至今　· 世界中医药联合会中医手法专业委员会　副会长

2003.08— 至今　· 中国康复医学会颈椎病专业委员会　副会长

2007.05—2011.10 · 中国中西医结合学会脊柱医学专业委员会　副主任委

代表性论文，著作

1. Shu B, Li TF, Li XF, Tang DZ, Zhang Y, Shi Q, Wang YJ, Chen D. Chondrocyte-specific inhibition of β-catenin signaling leads to dysplasia of the caudal vertebrae in mice. Spine, 2013, 8(24): 2079-2084.

2. Wang M, Tang D, Shu B, Wang B, Jin H, Hao S, Dresser KA, Shen J, Im HJ, Sampson ER, Rubery PT, Zuscik MJ, Schwarz EM, O'Keefe RJ, Wang Y, Chen D. Conditional activation of β-catenin signaling leads to severe defects in intervertebral disc tissue. Arthritis Rheum, 2012, 64(8): 2611-2623.

3. Bian Q, Liu SF, Huang JH, Yang Z, Tang DZ, Zhou Q, Ning Y, Zhao YJ, Lu S, Shen ZY, Wang YJ. Oleanolic acid exerts osteoprotective effect in OVX-induced osteoporotic rats and stimulates bMSCs osteoblastic differentiation in vitro. Menopause, 2012, 19(2): 225-233.

4. Liang QQ, Li XF, Zhou Q, Xing L, Cheng SD, Ding DF, Xu LQ, Tang DZ, Bian Q, Xi ZJ, Zhou C, Shi Q, Wang YJ. The expression of osteoprotegerin is required for maintaining the intervertebral disc endplate of aged mice. Bone, 2011, 48(6): 1362-1369.

5. Tang DZ, Hou W, Zhou Q, Zhang M, Holz J, Sheu TJ, Li TF, Cheng SD, Shi Q, Harris SE, Chen D, Wang YJ. Osthole Stimulates osteoblast differentiation and bone formation by activation of β-catenin-BMP signaling. J Bone Miner Res, 2010, 25(6): 1234-1245.

6. Zhou Q, Wood R, Schwarz EM, Wang YJ, Xing L. Near infrared lymphatic imaging demonstrates the dynamics of lymph flow and lymphangiogenesis during the acute vs. chronic phases of arthritis in mice. Arthritis rheum, 2010, 62(7): 1881-1889.

7. Tang D, Yang Z, Cheng S, Shi Q, Chen D, Wang Y. Osthole inhibits osteoclast formation through activation of β-Catenin-OPG signaling. Bone, 2010, 47: 369.

8. Tang ZY, Shu B, Cui XJ, Zhou CJ, Shi Q, Holz J, Wang YJ. Changes of cervical dorsal root ganglia induced by compression injury and decompression procedure: a novel rat model of cervical radiculoneuropathy. Journal of neurotrauma, 2009, 26(2): 1-7.

9. Liang QQ, Zhou Q, Zhang M, Hou W, Cui XJ, Li CG, Li TF, Shi Q, Wang YJ. Prolonged upright posture induces degenerative changes in intervertebral discs in rat lumbar spine. Spine, 2008, 33(19): 2052-2058.

10. Yong-Jun Wang, Chong-Jian Zhou, Qi Shi, Nathan Smith, Tian-Fang Li. Aging delays regeneration process after sciatic nerve injury in rats. Journal of neurotrauma, 2007, 24(5): 885-894.

● 重要科技奖项

1. 益气化瘀法治疗椎间盘退变性疾病的基础研究和临床应用. 2011. 国家科技进步二等奖. 第1完成人.

2. 补肾填精法治疗骨质疏松症的基础研究和临床应用. 2013. 高等学校科学技术进步一等奖. 第1完成人.

3. 益气化瘀中药防治椎间盘退变的细胞生物学机制研究. 2007. 中华医学科技一等奖. 第1完成人.

4. 脊柱退行性病变病理与病证结合动物模型的研究. 2010. 中国中西医结合科学技术一等奖. 第1完成人.

5. 气血理论在延缓椎间盘退变过程的运用与发展. 2006. 中华中医药科技进步一等奖. 第2完成人.

6. 平衡导引与手法在脊柱筋骨病中的应用. 2010. 上海市科学技术一等奖. 第2完成人.

● 学术成就概览

王拥军教授长期致力于中医药防治"慢性筋骨病"的研究（包括脊柱与椎间盘、骨与关节的退变性、代谢性、炎症性、免疫性、风湿性、肿瘤性等疾病），取得了较为系统性和原创性的成绩，形成了"慢性筋骨病"学术思想体系。

建立了一系列（28种）病理与病证结合模型以及规范化研究方法，揭示了椎间盘退变的新机制，发现了颈腰椎间盘退变存在"三期变化规律"。发现并证实了"筋伤为先，骨损为主"导致筋骨失衡的机制，创立了"恢复筋骨平衡"的法则。提出了"抑制炎症因子"和"增加神经细胞营养"治疗颈腰椎病的方案，并提供了临床循证医学证据。

利用转基因和基因敲除等模式动物及 RNAi 等技术方法，证明了气虚血瘀（微循环障碍、炎症因子释放）是慢性筋骨病的病理基础，肾精亏虚（细胞外基质降解及细胞凋亡）加重筋骨衰老。发现了 β-Catenin、Smad3 和 Runx1 是调控 BMSCs 增殖与分化的新基因，证明了骨赘来源于软骨细胞，并阐明了益气化瘀补肾法调控 Wnt/β-catenin、TGFβ/Smads 等信号转导机制。证明了成体干细胞、微环境以及 NEIC 系统调控筋骨"生长壮老"全过程，发展了肾主骨、肾藏精理论。

明确了补肾中药调节骨代谢的药效及机制，建立了益气化瘀补肾法防治方案，参加制订了《中医骨伤科常见病诊疗指南》、《中医整脊常见病诊疗指南》、《颈椎病诊治与康复指南》，已经在全国 1 000 多家医院和社区推广应用。

发表论文 369 篇，其中 SCI 收录论文 56 篇，总 IF269，ISTP 收录 39 篇。开发中药新制剂 12 项，获中药新药证书 2 项，获授权国家发明专利 11 项。主编国家规划教材《中医骨伤科学基础》、《实验骨伤科学》等，参加制订 WHO 手法原理和安全性指导文件。荣获国家科技进步奖二等奖（第1完成人）以及中华医学科技奖一等奖（第1完成人）、高等学校科学技术进步奖一等奖（第1完成人）等部市级奖 23 项。

先后成为国家"973"计划项目首席科学家、国家杰出青年科学基金获得者、长江学者奖励计划特聘教授、全国先进工作者、全国优秀科技工作者、首批"万人计划"百千万工程领军人才、首批国家百千万人才工程国家级人选、享受国务院政府特殊津贴专家、国家卫生部有突出贡献中青年专家、全国优秀博士学位论文获得者导师。

建立了一支多学科合作的系统协同创新队伍，成为国家重点学科学术带头人、国家中药临床研究基地建设项目负责人、省部共建教育部重点实验室主任、国家教育部创新团队负责人、上海市"重中之重"临床医学中心主任、上海市劳模创新工作室负责人。

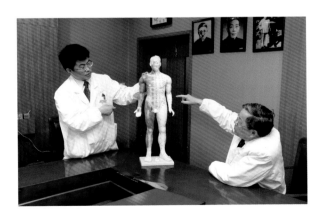

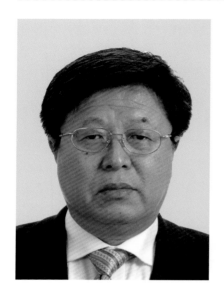

王峥涛

专业

中药学

专业技术职称

教授

工作单位与职务

上海中医药大学中药研究所所长

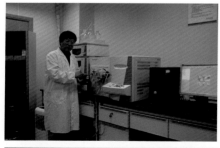

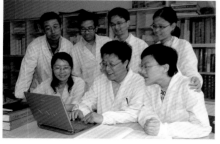

• 主要学习经历

1978.03－1982.01 • 辽宁中医学院中药学专业　学士

1982.03－1984.12 • 沈阳药科大学生药学专业　硕士

1986.03－1989.04 • 中国药科大学生药学专业　博士

• 主要工作经历

1985.01－1986.02 • 沈阳药科大学 中成药分析教研室　助教

1989.05－1993.10 • 中国药科大学 生药学教研室、研究室　讲师

1993.11－1995.06 • 中国药科大学 生药学研究室　主任，副教授

1995.07－2013.04 • 中国药科大学 生药学研究室　教授

2000.03－ 至今　 • 上海中医药大学 中药研究所　教授，副所长、所长

1987.06－1987.12 • 日本富山医科药科大学和汉药研究所　客员研究员

1993.11－1994.04 • 香港中文大学中药研究中心　访问学者

1995.07－1995.10 • 英国诺丁汉大学癌症研究中心　访问学者

1997.02－1997.07 • 香港中文大学生化系　裘搓 (Croucher) 基金访问学人

2008.03－2008.05 • 日本九州大学生药学系　讲学

2009.03－2011.02 • 英国伦敦城市大学　讲座教授

• 重要学术兼职

2008.12－ 至今　 • 国务院学位委员会学科评议组　成员

2009.08－ 至今　 • 全国博士后管理委员会专家组　评审专家

1996.07－ 至今　 • 国家药典委员会　委员

2010　　　　　 • 中国药典英文版　主编

1999.07－ 至今　 • 国家食品药品监督管理局　新药审评专家

2010－ 至今　　 • 上海市药学会　副理事长

• 代表性论文，著作

1. 王峥涛，果德安等. 国家药典委员会 Pharmacopoiea of the People's Republic of China (English Edition 2010, Vol 1). 北京：中国医药科技出版社，2011.

2. 王峥涛，谢培山等. 中药质量专论. 上海：上海科学技术出版社，2013.

3. Gao B, Huang LF, Liu HS, Wang ZT, Wu XJ. Platelet P2Y12 receptors are involved in the haemostatic effect of notoginsenoside Ft1, a saponin isolated from Panax notoginseng. Br J Pharmacol, 2014, 171(1):214-23.

4. Han H, Xiong AZ, He CY, Liu Q, Yang L, Wang ZT. Combination of UHPLC/Q-TOF-MS, NMR spectroscopy, and ECD

calculation for screening and identification of reactive metabolites of gentiopicroside in humans. Anal Bioanal Chem, 2014, 406(6): 1781-1793.

5. Liu Q, Yang QM, Hu HJ, Yang L, Yang YB, Chou GX, Wang ZT. Bioactive diterpenoids and flavonoids from the aerial parts of scoparia dulcis. J Nat Prod, 2014, 77(7): 1594-1600.

6. Ji LL, Jiang P, Lu B, Sheng YC, Wang X, Wang ZT. Chlorogenic acid, a dietary polyphenol, protects acetaminophen-induced liver injury and its mechanism. J Nutr Biochem, 2013, 24(11): 1911-1919.

7. Liang QN, Sheng YC, Jiang P, Ji LL, Xia YY, Min Y, Wang ZT. The difference of glutathione antioxidant system in newly weaned and young mice liver and its involvement in isoline-induced hepatotoxicity. Arch Toxicol, 2011,85(10):1267-1279.

8. Xu Y, Zhang ZJ, Geng F, Su SB, White KN, Bligh SWA, Branford-White CJ, Wang ZT. Treatment with Qing'E, a kidney-invigorating Chinese herbal formula, antagonizes the estrogen decline in ovariectomized mice. Rejuvenation Res, 2010, 13(4): 479-488.

9. Yang L, Xiong AZ, He YQ, Wang ZY, Wang CH, Wang ZT, Li W, Yang L, Hu ZB. Bile acids metabonomic study on the CCl4- and -naphthylisothiocyanate-induced animal models: quantitative analysis of 22 bile acids by UPLC-MS. Chem Res Toxicol, 2008, 21(12): 2280-2288.

10. Liu M, Liu YG, Chou GX, Cheng XM, Zhang M, Wang ZT. Extraction and ultra-performance liquid chromatography of hydrophilic and lipophilic bioactive components in a Chinese herb Radix Salviae Miltiorrhizae. J Chromatogr A, 2007, 1157: 51-55.

● 重要科技奖项

1. 常用中药材品种整理和质量研究（党参、防风等 68 个专题）. 1992. 国家科技进步一等奖. 第 7 获奖人.

2. 草豆蔻、肉苁蓉等 83 类中药材品种鉴定和质量研究. 1997. 国家科技进步三等奖. 第 5 获奖人.

3. 66 种常用中药材质量标准及其对照品的研究. 2001. 国家科技进步二等奖. 第 3 获奖人.

4. 黄芪活性产物代谢调控的基因工程关键技术研究. 2007. 国家科技进步二等奖. 第 2 获奖人.

5. 中药质量控制综合评价技术创新及其应用. 2010. 国家科技进步二等奖. 第 1 获奖人.

6. 珍稀中药材石斛的鉴定和质量评价研究. 2008. 教育部高等学校科学研究优秀成果奖自然科学一等奖. 第 1 获奖人.

7. 含有肝毒吡咯里西啶生物碱中药的毒性与安全性评价研究. 2011. 教育部高等学校科学研究优秀成果奖自然科学一等奖. 第 1 获奖人.

8. 中药质量标准综合评价关键技术平台的构建与应用. 2008. 上海市科技进步一等奖. 第 1 获奖人.

9. 中药质量控制综合评价技术创新及其应用. 2013. 第 15 届中国国际工业博览会创新金奖.

10. 基于病症结合中医药治疗非酒精性脂肪肝的转化医学研究. 2014. 教育部科学技术进步二等奖. 第 2 获奖人.

● 学术成就概览

王峥涛教授致力于中药特别是多来源混乱品种的真伪鉴定和品质评价、"有毒中药"安全标准和珍稀濒危药用资源的可持续利用研究。构建了国内外首家中药标准化技术平台，研究制订的 36 种药材、25 种饮片、2 种制剂、30 种化学对照品、2 种分析技术标准被《中国药典》采纳，研制了 15 种中成药的企业标准。针对中药基原复杂、品种混乱、药效物质不明确、质量标准体系不健全这一制约中药现代化发展的瓶颈问题，整合多元现代分析技术，构建了资源－鉴定－化学－药理（毒理）－分析－对照品研发－方法学认证等一整套中药标准研究与评价体系，成为国内外首家中药标准化创新技术平台。

中国药典收载有毒中药 80 余种，如何做到既不影响应用，又确保临床用药安全？亟待建立基于安全窗口证据的质控标准。王峥涛教授从 20 世纪 90 年代就开展"有毒"中药研究，在国家杰出青年基金、NSFC 重点项目等资助下，对千里光等 15 种有毒中草药进行系统研究，在阐明其毒性成分、致毒机制、代谢途径基础上，建立快速、灵敏、准确的分析方法，构建了符合中药特点的安全标准体系，千里光等 3 种药材的安全标准为中国药典（2010 版）采纳。

王峥涛教授治学严谨，为人谦逊，其学术声誉得到海内外同行高度评价，50 余次在国际会议上作大会、专题学术报告。王峥涛教授现任上海中医药大学中药研究所所长，中药标准化教育部重点实验室主任，上海中药标准化研究中心主任，中药学国家一级学科重点学科带头人。生药学、中药学学科首位国家杰出青年基金获得者（1998）。兼任国务院学位委员会学科评议组成员，国家药典委员会第七、八、九、十届委员，中国药典（英文版）副主编，美国药典委员会中药顾问组成员，中国自然资源学会天然药物专业委员会副主任委员，上海药学会副理事长等职务。

王峥涛教授获得上海领军人才以来，先后获国家科技进步二等奖 2 项，教育部高等学校自然科学一等奖 2 项，教育部科学技术进步二等奖 1 项，上海市科技进步一等奖 1 项。作为主编、副主编等出版专著 7 部；发表论文 600 余篇，其中 SCI 论文 250 余篇。

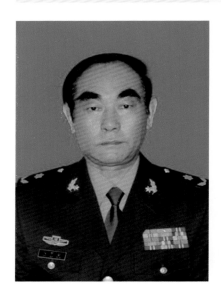

田建明

专业

影像医学

专业技术职称

教授、主任医师

工作单位与职务

第二军医大学
附属长海医院影像科

● 主要学习经历

1973.09-1977.07·第二军医大学军医系
1985.09-1988.07·第二军医大学研究生大队　硕士

● 主要工作经历

1978.12-1988.12·第二军医大学第一附属医院放射科　助教，住院医师
1988.12-1992.12·第二军医大学第一附属医院放射科　主治医师，讲师
1992.12-1995.09·第二军医大学第一附属医院放射科　副主任医师，副教授
1990.04-1994.02·第二军医大学第一附属医院放射科　副主任
1994.02-2007.11·第二军医大学第一附属医院放射科　主任
1995.09- 至今　·第二军医大学第一附属医院放射科　主任医师，教授

● 重要学术兼职

1996.09-2007.09·上海医学会放射学会　委员，秘书，副主任委员
2001.10-2010.09·中华医学会放射学分会　委员，常务委员
2000.04- 至今　·中国影像医学技术研究会　常务理事，资深理事
2002.12-2010.12·《中国医学计算机成像杂志》　副主编
2004.06-2013.09·《介入放射学杂志》　副主编

● 代表性论文，著作

1. Evaluation of peripheral artery stent with 64-slice multi-detector row CT angiography:prospective comparison with digital subtraction angiography. European Joural of Radiology, 2010, 75(1): 98-103.

2. Multidector row computed tomogtaphy arteriography in preoperative assresment of patients with Klippel-Trenaunay syndrome. JAmAcad Dermatol, 2009, letter(letter): 345-346.

3. Portal vein aneurysms with multiple associated finging Vasa. 2010, 39: 312-318 I.

4. Ouantitative perfusion computed tomography measurement of cerebral hemogym\namics. Eur J Radio, 2011, 76: 123-127.

5. Telomerase activity(TMA) in tumour and peritumoural tissues in a rat liver cancer model. Clin Invest Med, 2009, 32(1): 8-12.

6. Magnetic resonance imaging in determination of myocardial ischemia and viability:comparison with positron emssion tomography and single; photon emission computed tomography in a porcine model. Acta Radiologica, 2007, 21(5): 12385-12392. (IF: 1.832)

7. Relative apparent diffusion coefficient: a promising tool to differentiate metastatic from benign lymph nodes in animal models. Chinese Medical Journal, 2011, 124(18): 2907-2910.

8. Quantitative perfusion computed tomography measurements of cerebral hemodynamics: Correlation with digital subtraction angiography identified primary and secondary cerebral collaterals in internal carotid artery occlusive disease. European Journal of Radiology, 2012, 81: 1224-1230.

9. Multi-modality imaging findings of splenic hamartoma: a report of nine cases and review of the literature. Abdom Imaging, 2012, DOI: 10.1007/s00261-012-9880-8.

10. 主编. 急诊常见疾病 X 线诊断. 上海：第二军医大学出版社, 2008.

● 重要科技奖项

1. CT 介入治疗新技术的临床应用及相关基础研究（2004092274-1-01）. 上海市科技进步一等奖.

2. 影像学和介入放射学新技术在肝癌诊断和治疗中的系列研究（2005-J-233-2-13-R04）. 国家科技进步二等奖.

3. 螺旋 CT 血管成像新技术及临床应用（2010-2-38-1）. 军队医疗成果二等奖.

4. CT 引导下介入治疗新技术的建立、临床应用和相关基础研究（200903079 P0801）. 中华医学科技三等奖.

5. 肝癌综合性介入治疗技术应用研究（021034）. 上海市科技进步一等奖.

6. 高场强 MRI、多层螺旋 CT 新技术在肝脏疾病临床应用研究（2011 JB2023-2）. 河北省科技进步二等奖.

7. 螺旋 CT 新技术冠状动脉、主动脉造影成像技术临床应用研究（2006-3-299-2）. 军队医疗成果三等奖.

8. 肝细胞癌活体和离体质子波谱分析（2010-3-232-2）. 军队医疗成果三奖.

9. 免疫基因介入治疗有效性和安全性研究（2005-3-310-2）. 军队科技进步三等奖.

● 学术成就概览

田建明教授在长期影像诊断和介入治疗临床实践中，积累丰富临床经验，具有精湛医疗技术，是国内肿瘤影像诊断和介入治疗著名专家。历任中华医学会放射学分会委员、常务委员兼介入专业组副组长、上海医学会放射学分会委员、秘书、副主任委员、上海市介入治疗专业组组长、中国影像技术研究会常务理事等学术职务。作为学科带头人和牵头人，于 1996 年成功申请并获批为博士授权学科点；2002 年成功申请并获批为"上海市介入治疗质量控制中心"并担任中心主任。20001 年成功申请并获批为"国家重点学科（影像医学和核医学），2003 年成为 211 工程和军队 2110 重点学科；2005 年成功申请并获批为"全军影像影医学中心"；由于其学术成就突出，于 2006 年被上海市组织部、人事局和卫生

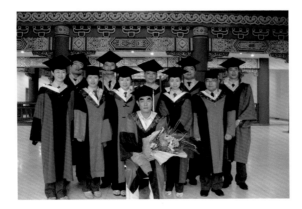

局遴选为"上海市领军人才"，进入上海市最高级别的人才培养计划。2008 年享受国务院政府特殊津贴。他瞄准学科发展前沿，勇于创新、善于创新，在国内外较早采用优化的动态增强、特异性对比剂.MR 波谱、CT 灌注成像等新技术，使小肝癌的检出率从原先 78.6% 提高至 96.3%；定性准确率以 81.2% 提高至 93.4%。在国内外最早将肝癌动脉供血分为规则性、变异性和寄生性供血，为多动脉化疗栓塞术提供依据，联合应用个体化治疗方案综合性治疗中晚期肝癌，1、3、5 年生存率分别从 57.2%、15.9%、7.9% 提高至 64.3%、19.4%、13.8%。迄今他及团队已治疗肝癌 8 万余例次，成为国内外最大宗的病例数，病员来自全国各地、港澳台地区和东南亚国家。该领域获得国家科技进步二等奖、上海市科技进步一等奖军队科技进步和医疗成果二等奖等重要成果。

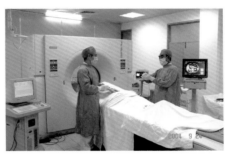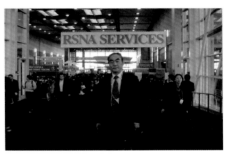

CT 引导下介入治疗技术作为微创医学的主要组成部分，是新兴的技术，由于缺乏相关关键技术，其应用范围受一定限制。他和他的团队，瞄准这一发展趋势，通过反复摸索和一系列相关基础研究，设计了"穿刺定位栅"、"穿刺量角仪"及"穿刺弯针"三项国家专利技术，攻克了 CT 引导精确定位、提高一次穿刺成功准确率、防止并发症等关键技术，在国内外率先建立了 CT 引导经皮穿刺酒注射、微波发射、电化学等 5 项肿瘤消融微创技术，治疗体内一些深在、微小、毗邻大血管和重要脏器或难治性病变，获显著临床疗效。发表多篇 SCI 论文，得到国外同行认可，获得上海市科技进步一等奖等多项成果，并推广至全国数百家医院，促进了我国微创介入事业的发展。近年来，又探索形成了全身各部位血管病变的无创 CT 血管成像及后处理技术，积累建成万余例次全国最大的血管图像数据库，并获 2010 年军队医疗成果二等奖等成果。指导培养了博士 45 人、硕士 26 人、博士后 2 人。其中有 15 人担任三级医院的学科带头人、科主任。培养了一大批高级专业人才并在影像医学界有一定知名度的中青年专家。建立了一支以博士为主体、结构合理、团结协作、具有创新精神的学术团队。

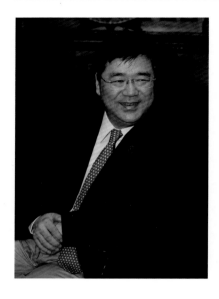

宁 光

专业
内科学

专业技术职称
教授、主任医师

工作单位与职务
上海交通大学医学院 附属瑞金医院，副院长

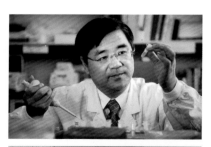

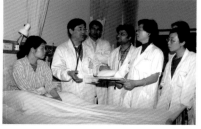

● 主要学习经历

1982.09－1987.09 · 山东医科大学，临床医学　学士
1989.09－1994.09 · 上海第二医科大学，临床医学　博士
1997.10－1999.10 · 美国 Baylor 医学院细胞生物系　博士后

● 主要工作经历

1987.09－1989.09 · 山东滨州地区人民医院　医师，住院医师
1994.09－1996.05 · 上海市内分泌研究所、卫生部内分泌代谢病重点实验室　医师，主治医师
1996.05－2001.05 · 上海第二医科大学附属瑞金医院，内分泌科　副主任，副主任医师
2001.05－2011.05 · 上海第二医科大学附属瑞金医院，内分泌科　主任，主任医师
2001.05－2007.09 · 上海市内分泌代谢病研究所　副所长，教授
2001.05－ 至今 · 上海交通大学医学院附属瑞金医院、上海市内分泌代谢病临床中心　主任，教授、主任医师
2002.10－ 至今 · 上海交通大学医学院附属瑞金医院　副院长
2005.01－ 至今 · 上海市内分泌肿瘤学重点实验室　主任
2007.10－ 至今 · 上海市内分泌代谢病研究所、卫生部内分泌代谢病重点实验室　所长、主任，教授

● 重要学术兼职

2010.03－ 至今 · 国际内分泌学会（International Society of Endocrinology）　执行委员（Executive Committee Member）
2013.08－ 至今 · 中国医师协会内分泌代谢科医师分会　会长
2013.01－ 至今 · 中华医学会内分泌学分会　前任主任委员
2010.09－ 至今 · 《中华内分泌代谢杂志》　总编辑
2009.01－ 至今 · *Journal of Diabetes*（SCI 收录，IF: 2.939）　主编

● 代表性论文，著作

1. Yanan Cao, Minghui He, Zhibo Gao, Ying Peng, Yanli Li, Lin Li, Weiwei Zhou, Xiangchun Li, Xu Zhong, Yiming Lei, Tingwei Su, Hang Wang, Yiran Jiang, Lin Yang, Wei Wei, Xu Yang, Xiuli Jiang, Li Liu, Juan He, Junna Ye, Qing Wei, Yingrui Li, Weiqing Wang, Jun Wang, and Ning Guang. Activating Hotspot L205R Mutation in PRKACA and Adrenal Cushing's Syndrome. Science, 2014.
2. Yu Xu, Limin Wang, Jiang He, Yufang Bi, Mian Li, Tiange Wang, Linhong Wang, Yong Jiang, Meng Dai, Jieli Lu, Min Xu, Yichong Li, Nan Hu, Jianhong Li, Shengquan Mi, Chunfshiuan Chen, Guangwei Li, Yiming Mu, Jiajun Zhao, Lingzhi Kong, Jialun Chen, Shenghan Lai, Weiqing Wang, Wenhua Zhao, Ning Guang. Prevalence and control of diabetes in Chinese adults. Jama, 2013, 310(9): 948-958.
3. Jiqiu Wang, Ruixi Liu, Feng Wang, Jie Hong, Xiaoying Li, Maopei Chen, Yingying Ke, Xianfeng Zhang, Qinyun Ma, Rui Wang, Juan Shi, Bin Cui, Weiqiong Gu, Yifei Zhang, Zhiguo Zhang, Weiqing Wang, Xuefeng Xia, Mingyao Liu, Ning Guang. Ablation of LGR4 promotes energy expenditure by driving white-to-brown fat switch. Nature cell biology, 2013, 15(12): 1455-1463.

4. Ning Guang, Yufang Bi, Tiange Wang, Min Xu, Yu Xu, Yun Huang, Xiaoying Li, Weiqing Wang, Yuhong Chen, Yaohua Wu, Jianing Hou, Aiyun Song, Yu Liu, Mian Li, Shenghan Lai. Relationship of urinary bisphenol A concentration to risk for prevalent type 2 diabetes in Chinese adults, a cross-sectional analysis. Ann Intern Med, 2011, 155: 368-374.

5. Chu X, Pan CM, Zhao SX, Liang J, Gao GQ, Zhang XM, Yuan GY, Li CG, Xue LQ, Shen M, Liu W, Xie F, Yang SY, Wang HF, Shi JY, Sun WW, Du WH, Zuo CL, Shi JX, Liu BL, Guo CC, Zhan M, Gu ZH, Zhang XN, Sun F, Wang ZQ, Song ZY, Zou CY, Sun WH, Guo T, Cao HM, Ma JH, Han B, Li P, Jiang H, Huang QH, Liang L, Liu LB, Chen G, Su Q, Peng YD, Zhao JJ, Ning Guang, Chen Z, Chen JL, Chen SJ, Huang W, Song HD. A genome-wide association study identifies two new risk loci for Graves' disease. Nature Genetics, 2011, 43(9): 897-902.

6. Wang T, Lu J, Xu Y, Li M, Sun J, Zhang J, Xu B, Xu M, Chen Y, Bi Y, Wang W, Ning Guang. Circulating prolactin associates with diabetes and impaired glucose regulation: a population-based study. Diabetes care, 2013, 36(7): 1974-1980.

7. Xu Y, Bi Y, Li M, Wang T, Sun K, Xu M, Lu J, Yu Y, Li X, Lai S, Wang W, Ning Guang. Significant coronary stenosis in asymptomatic chinese with different glycemic status. Diabetes Care, 2013, 36(6): 1687-1694.

8. Hong J, Zhang Y, Lai S, Lv A, Su Q, Dong Y, Zhou Z, Tang W, Zhao J, Cui L, Zou D, Wang D, Li H, Liu C, Wu G, Shen J, Zhu D, Wang W, Shen W, Ning Guang; SPREAD-DIMCAD Investigators. Effects of metformin versus glipizide on cardiovascular outcomes in patients with type 2 diabetes and coronary artery disease. Diabetes Care, 2013, 36(5): 1304-1311.

9. Gu W, Hu J, Wang W, Li L, Tang W, Sun S, Cui W, Ye L, Zhang Y, Hong J, Zhu D, Ning Guang. Diabetic ketoacidosis at diagnosis influences complete remission after treatment with hematopoietic stem cell transplantation in adolescents with type 1 diabetes, Diabetes care, 2012, 35(7): 1413-1419.

10. Mian Li, Min Xu, Yufang Bi, Aiyun Song, Yu Liu, Xiaoying Li, and Ning Guang. Association between higher serum fetuin-A concentrations and abnormal albuminuria in middle-aged and elderly Chinese with normal glucose tolerance. Diabetes care, 2010, 33(11): 2462-2464.

重要科技奖项

1. 类固醇激素相关疾病的临床及基础研究. 2012. 国家科学技术进步二等奖. 第1完成人.

2. 游离脂肪酸、乙醇在2型糖尿病发生机制中的作用及临床干预. 2010. 国家科学技术进步二等奖. 第2完成人.

3. 单基因遗传性内分泌疾病的基础研究和临床应用. 2008. 国家科学技术进步二等奖. 第1完成人.

4. 嗜铬细胞瘤的早期诊断与治疗. 2008. 上海市科学技术进步一等奖. 第8完成人.

5. 遗传性内分泌代谢性疾病的基因和临床研究. 2006. 上海市科学技术进步一等奖. 第1完成人.

6. 2型糖尿病的双重缺陷及天然药物干预. 2009. 上海市科学技术进步二等奖. 第1完成人.

7. 原发性骨质疏松症的多因素作用. 2007. 上海市科学技术进步二等奖. 第8完成人.

8. 脂肪细胞因子在代谢综合征发生发展中的临床及实验研究. 2005. 上海市科学技术进步二等奖. 第1完成人.

学术成就概览

宁光，教育部长江特聘教授、博士生导师，上海交通大学医学院附属瑞金医院副院长、卫生部内分泌代谢病重点实验室主任、国家代谢性疾病临床医学研究中心主任、上海市内分泌代谢病研究所所长和上海市内分泌肿瘤重点实验室主任，学术任职国际内分泌学会执行委员会委员、中华医学会内分泌分会前任主任委员、中国医师协会内分泌代谢科医师分会会长、《中华内分泌代谢杂志》总编辑，*Journal of Diabetes*（SCI收录，IF: 2.939）主编。自2006年获得上海市卫生系统领军人才以来，提出"以转化医学为理念的2型糖尿病系统生物医学研究"的研究思路，并围绕"胰岛素抵抗和胰岛分泌功能双重缺陷为基础的2型糖尿病发病机制、干预方法的临床、流行病学和基础研究"这一主线进行深入研究，并整合基因组学、流行病学和临床研究策略，采用基因敲除小鼠、斑马鱼、线虫等模式生物，结合现代分子生物学和细胞生物学研究手段，在针对2型糖尿病双重缺陷的机制和干预靶点的研究中取得了丰硕的成果，明确中国2010年糖尿病患病率为11.6%，建立45万人组成的生物样本库并发现Lgr4可促使白色脂肪棕色化，论文发表在*Nature Genetics*、*Nature Cell Biology*、*Journal of American Medical Association*、*Annals of Internal Medicine*、*Diabetes Care*、*Diabetes*等国际著名杂志上，并获2008年、2010年和2012年三次国家科技进步二等奖，发表SCI论文200余篇，获2014年美国临床内分泌医师协会"国际内分泌医师奖"，并3次获国家科技进步二等奖，先后承担包括基金委创新群体、国家杰青、新药重大创制计划在内课题19项，获2014年中国医师奖、2012年宝钢优秀教师奖、2010年卫生部有突出贡献专家、2010年全国优秀科技工作者、2009年教育部长江学者特聘教授、2009年上海医务职工科技创新标兵、2009年上海市十大职工科技创新英才、2006年人事部千百万人才工程国家级人选、2013年国家基金委和2009年教育部创新团队、2013年上海市科技精英等。

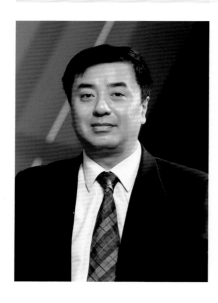

许 迅

专业

眼科学

专业技术职称

教授，主任医师

工作单位与职务

上海市第一人民医院
副院长，眼科中心主任

• 主要学习经历

1978.09－1983.07・上海第一医学院　学士
1992.09－1994.09・香港中文大学　硕士

• 主要工作经历

2009　－至今　・上海市第一人民医院　副院长
2002.02－至今　・上海市眼科临床医学中心　主任
2005.04－至今　・上海交通大学眼科研究所　所长

• 重要学术兼职

2004.09－至今　・中华医学会眼科学分会　委员
2013.09－至今　・全国眼底病学组　组长
2012.10－至今　・上海医学会眼科学分会　主任委员
2007.03－至今　・*Ophthalmologica*　编委
2003.10－至今　・《中华视光学科杂志》、《中华眼底病杂志》　副主编

• 代表性论文，著作

1. Ying Zheng, Qing Gu and Xun Xu. Inhibition of ocular neovascularization by a novel peptide derived from human placenta growth factor-1. Acta Ophthalmologica, 2012.
2. Jin HY, Yang XL, Liu K, Gu Q, Xu X. Effects of a novel peptide derived from human thrombomodulin on endotoxin-induced uveitis in vitro and in vivo. FEBS Letters, 2011, 585: 3457-3464.
3. Zheng Z, Chen H, Wang H, Ke B, Zheng B, Li Q, Li P, Su L, Gu Q, Xu X. Improvement of retinal vascular injury in diabetic rats by statins is associated with the inhibition of mitochondrial reactive oxygen species pathway mediated by peroxisome proliferator-activated receptor gamma coactivator 1alpha. Diabetes, 2010, 59: 2315-2325.
4. Zhao H, Jin H, Li Q, Gu Q, Zheng Z, Wu H, Ye S, Sun X, Xu X. Inhibition of pathologic retinal neovascularization by a small peptide derived from human apolipoprotein(a). Invest Ophthalmol Vis Sci, 2009; 50: 5384-5395.
5. Xu X. Modern ophthalmology in china(editorial). Ophthalmologica, 2008, 222: 5. (IF: 1.063)
6. Zheng Z, Chen H, Xu X, Li C, Gu Q. Effects of angiotensin-converting enzyme inhibitors and beta-adrenergic blockers on retinal vascular endothelial growth factor expression in rat diabetic retinopathy. Exp Eye Res, 2007, 84: 745-752. (IF: 2.651)
7. Zou H, Zhang X, Xu X, Yu S. Quantitative in vivo retinal thickness measurement in Chinese healthy subjects with retinal thickness analyzer. Invest Ophthalmol Vis Sci, 2006, 47: 341-347.(IF: 3.528)
8. Wang ZL, Zhang X, Xu X, Sun XD, Wang F. PVD following plasmin but not hyaluronidase: implications for combination pharmacologic vitreolysis therapy. Retina, 2005, 25: 38-43.
9. Wang F, Wang Z, Sun X, Wang F, Xu X, Zhang X. Safety and efficacy of dispase and plasmin in pharmacologic vitreolysis. Invest Ophthalmol Vis Sci, 2004, 45: 3286-3290.
10. Xu X, Li Z, Luo D, Huang Y, Zhu J, Wang X, Hu H, Patrick CP. Exogenous advanced glycosylation end products induce

diabetes-like vascular dysfunction in normal rats: a factor in diabetic retinopathy. Graefes Arch Clin Exp Ophthalmol, 2003, 241: 56-62. (IF: 1.590)

● 重要科技奖项

1. 2011. 华夏医学科技一等奖 . 排名第 1.
2. 2008. 国家科学技术进步二等奖 . 排名第 1.
3. 2007. 上海市科技进步一等奖 . 排名第 1.
4. 2007. 上海医学科技一等奖 . 排名第 1.

● 学术成就概览

许迅教授于 1983 年毕业于上海第一医学院，长期从事眼科专业。现任上海第一人民医院副院长；担任中华医学会眼科分会常委、上海市眼科学会主任委员、中华全国眼底病学组组长；入选人事部"百千万人才工程"国家级人选（2006），上海市领军人才（2006），上海市科技精英（2009），全国优秀科技工作者等（2010）；获政府特殊津贴（2004）和卫生部突出贡献中青年专家（2006）；以及获全国卫生系统抗震救灾先进个人（2008）、全国五一劳动奖章（2009）、上海市劳动模范等（2004）。

主持国家十二五科技重大专项、十一五科技重点项目、国家自然基金重点项目等十余项国家级课题。发表 SCI 收录论著 87 篇，研究项目获 2007 年上海市科技进步一等奖、2008 年国家科技进步二等奖、2011 年华夏医学科技一等奖、2013 年上海市科技进步一等奖。近年来还领衔团队获得中华医学科技奖 3 项、上海市科技进步奖 6 项、教育部科技奖 4 项。

1. 攀登医学高峰的新领军者　他深知科研工作对于临床技术发展的重要性，他在科研上作风严谨，开拓创新，近年来他领导课题组在糖尿病视网膜病变等重大的致盲性眼病机理研究上进行了大量的探索性工作，发现了糖尿病视网膜病变代谢记忆的机制，寻找出新的靶点进行干预，取得了显著的效果。他还将新的研究成果应用于糖尿病防盲的流行病调查和干预研究，成果推广到全国，两次获得国家卫生部和卫生计生委的高度肯定（见附件），现已作为全国防盲标准制定的参考。

他的系列研究结果在 *Diabetes*、*Invest Ophthal Vis Sci*、*Exp Eye Res*、*Graefe's Clin Eye Res*、*Retina* 等权威学术期刊上发表论文 191 篇（SCI 收录 87 篇），并被广泛引用，多项成果鉴定达到了国际先进水平，其学术观点和建立的技术方法已被全国 50 多家著名医院眼科应用，参编英文专著 1 部，《玻璃体视网膜手术》、《糖尿病眼部并发症》等多本眼科学专著，专利 1 项，为提高我国复杂性视网膜脱离和糖尿病视网膜病变的诊治和研究水平作出了贡献。

《糖尿病性视网膜病变发病机理和临床防治》获得 2007 年上海市科技进步一等奖，并在 2008 年领衔获得国家科技进步二等奖。社区防盲等在 2011 年获得华夏医学科技一等奖。《糖尿病性视网膜病变代谢记忆机制及早期干预》获得 2013 年上海市科技进步一等奖。

2. 注重成果转化应用的推动者　他在国家十二五重大科技专项的支持下，成功地建立起中国第一个眼科临床研究评价中心。该中心是首个具有自主知识产权、符合亚洲人群特别是中国人生理、病理特征的眼科临床评价研究技术平台，避免了以往国内眼科主要的研究数据、血液等生物标本流失国外。培养了一批在国际上被认可的行业内专门人才，有力推动了中国眼科临床研究中客观数据的采集和定性定量分析的标准化。目前已承接了三项国内 1.1 类新药、四项欧美公司的临床研究评价工作，为三十余家国内眼科中心和二十余家国外眼科中心提供研究结果的评价，总合同金额 4 900 余万元，成为全球四大眼科研究评价中心之一。

他还建立了眼科生物肽筛选平台，成功新筛选出十余个具有抗炎、抗新生血管和神经保护等作用的生物肽，申请或受理了国内发明专利九项，申请国际专利五项。并与成都康弘药业签署了战略合作协议，于 2013 年起计划投入一亿元人民币用于开发眼科 1.1 类新药。

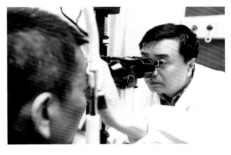 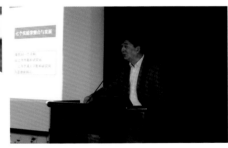

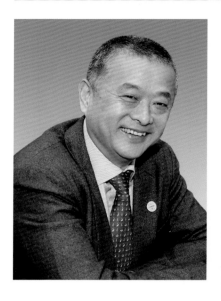

孙颖浩

专业

外科学

专业技术职称

教授、主任医师

工作单位与职务

第二军医大学校长

● 主要学习经历

1978.09−1983.07 · 第一军医大学临床医学　学士
1985.09−1988.07 · 第二军医大学泌尿外科　硕士
1995.11−1996.10 · Johns Hopkins 医学院泌尿外科　访问学者
1997.07−2000.05 · 第二军医大学泌尿外科　博士

● 主要工作经历

1983.09−1988.07 · 第二军医大学长海医院泌尿外科　住院医师，助教
1988.08−1994.07 · 第二军医大学长海医院泌尿外科　主治医师，讲师
1994.08−1999.08 · 第二军医大学长海医院泌尿外科　副主任医师，副教授
1999.09− 至今　 · 第二军医大学长海医院泌尿外科　主任医师，教授
1995.08−1998.10 · 第二军医大学长海医院泌尿外科　副主任
1998.11−2014.12 · 第二军医大学长海医院泌尿外科　主任
2006.11−2009.12 · 第二军医大学长海医院　副院长
2009.12−2012.06 · 第二军医大学长海医院　院长
2012.07− 至今　 · 第二军医大学　校长

● 重要学术兼职

2015.09− 至今　 · 亚洲泌尿外科学会　主席
2007.09− 至今　 · 国际泌尿外科学会　主席团理事
2009.01− 至今　 · 世界腔道泌尿外科学会　理事会理事
2014.01− 至今　 · 中华医学会泌尿外科学分会　主任委员
2012.01− 至今　 · 上海市科学技术协会　副主席

● 代表性论文，著作

1. Genome-wide association study in Chinese men identifies two new prostate cancer risk loci at 9q31.2 and 19q13.4. Nat Genet, 2012, 44(11): 1231-1235.（通讯作者，IF: 35.532）
2. RNA-seq analysis of prostate cancer in the Chinese population identifies recurrent gene fusions, cancer-associated long noncoding RNAs and aberrant alternative splicings. Cell Res, 2012, 22(5): 806-821.（通讯作者，IF: 8.19）
3. Oncogenic CUL4A determines the response to thalidomide 5 treatment in prostate cancer. J Mol Med, 2012, 90(10): 1121-1132.（通讯作者，IF: 4.668）
4. The management of renal caliceal calculi with a newly designed ureteroscope: A rigid ureteroscope with a deflectable tip. J Endourol, 2010, 24(1): 23-26.（排名第一，主要合作者：Bo Yang，通讯作者，IF: 1.729）

5. Differential up-regulation of erythropoietin and its receptor in benign and malignant prostatic tissue. Urol Oncol, 2010, 28(3): 314-319. （通讯作者，IF: 3.172）

6. Testosterone and androgen receptor in human nephrolithiasis. J Urol, 2010, 184(6): 2360-2363. （通讯作者，IF: 3.862）

7. 70 W holmium: yttrium-aluminum-garnet laser in percutaneous nephrolithotomy for staghorn calculi. J Endourol, 2009, 23(10): 1687-1691. （通讯作者，IF: 1.754）

8. Plateau effect of prostate cancer risk-associated SNPs in discriminating prostate biopsy outcomes. Prostate, 2013, 73(16): 1824-1835. （通讯作者，IF: 3.843）

9. Long non-coding RNA metastasis associated in lung adenocarcinoma transcript 1 derived miniRNA as a novel plasma-based biomarker for diagnosing prostate cancer. Eur J Cancer, 2013, 49(13): 2949-2959. （通讯作者，IF: 5.061）

10. The Training Courses of Urological Laparoscopy. Springer, 2012.

● 重要科技奖项

1. 前列腺疾病 100 问 . 2015. 国家科技进步奖（科普项目）.

2. 前列腺癌诊疗体系的创新及其关键技术的应用（2012-J-253-1-01-R01）. 2012. 国家科技进步一等奖 .

3. 微创治疗泌尿系结石新技术的研究与应用（2007-J-253-2-04-R01）. 2007. 国家科技进步二等奖 .

4. 肾癌外科治疗与肾癌转移机制的研究（20124007-1-R01）. 2012. 上海市科技进步一等奖 .

5. 前列腺疾病 100 问（20094187-2-R01）. 2009. 上海市科技进步二等奖 .

6. 肾癌外科治疗与肾癌转移机制的研究（20124007-1-R01）. 2012. 上海市科技进步一等奖 .

● 学术成就概览

孙颖浩教授致力于前列腺癌、泌尿系结石的临床诊治及转化医学研究，以及微创泌尿外科技术创新和应用研究。主持"973"、国家杰出青年基金、国家自然科学基金国际合作项目、国家科技部重大新药创新专项、教育部"创新团队"等 24 项课题；首次发现中国人前列腺癌高度相关的 2 个单核苷酸多态性位点；构建了基于中国人前列腺癌相关的 SNPs 的遗传评分用于高危前列腺癌的筛查；发现 4 个中国人群前列腺癌特异性的融合基因、新型前列腺特异性抗原（PSA）异构体和多个前列腺癌相关的长链非编码 RNA，并用于前列腺癌的早期诊断。改良了解剖性前列腺癌根治术。

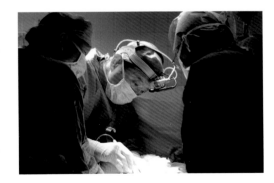

首创大功率钬激光治疗复杂性肾结石，更新了激光碎石的国际传统理念；研发具有自主知识产权的末段可弯曲输尿管硬镜，获国家器械生产许可证，并批量生产用于临床。国际上最早开展了 6 项微创技术，如"尿道镜下会师术治疗尿道损伤"、"膀胱软镜下膀胱肿瘤铥激光切除术治疗膀胱癌"等。多项成果写入《欧洲泌尿外科诊治指南》。

担任亚洲泌尿外科学会（UAA）主席、国际泌尿外科学会（SIU）主席团理事、世界腔道泌尿外科学会（ES）理事会理事、美国生殖泌尿外科医师学院（AAGUS）海外院士；中华医学会泌尿外科学分会主任委员、全军医学会泌尿外科专业委员会主任委员、上海医学会泌尿外科分会前任主任委员、上海市医师协会泌尿外科医师分会会长、上海市科学技术协会副主席。创办 Asian Journal of Urology，并担任《中华泌尿外科杂志》和《中华腔镜泌尿外科杂志》主编，《临床泌尿外科杂志》、《现代泌尿生殖肿瘤杂志》、《中华外科杂志》、《上海医学杂志》副主编，Journal of Endourology、Urologia Internationalis、British Journal of Urology International、Urologic Oncology、Urology 和《柳叶刀中文版》等杂志的编委。

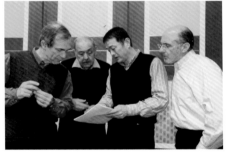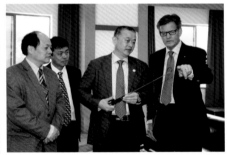

2007 年以来以第一完成人获国家科技进步奖一、二等奖，国家科技进步奖（科普项目）各 1 项；上海市科技进步奖一、二等奖，上海市医学科技奖一等奖各 1 项；曾先后获得"何梁何利基金会医学与科学技术进步奖"、"全国科普工作先进工作者"、"上海市科普工作先进工作者"、"第十一届上海市十大科技精英"、"军队杰出专业技术人才奖"；以第一承担人获得包括国家重点基础研究发展计划（"973"计划）、国家自然科学基金面上项目、国家科技部重大新药创新专项、上海市卫生系统重要疾病联合攻关项目等国家、军队及省部级基金资助 13 项；获国家实用新型专利 20 项、国家发明专利 4 项，并以第一或通讯作者发表 SCI 论文 126 篇。主编（译）The Training Courses of Urological Laparoscopy、《前列腺疾病 100 问》、《中国泌尿外科学史》、《实用泌尿外科内镜手术学》、《中国腔道泌尿外科手术视频图谱》、《机器人泌尿外科手术学》等 11 部专著。

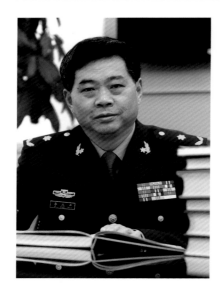

李兆申

专业

内科学

专业技术职称

一级教授、主任医师

工作单位与职务

第二军医大学长海医院
消化内科、消化内镜中心主任

主要学习经历

1977.07－1980.08・第二军医大学军医系　学员

1985.08－1988.08・第二军医大学长海医院内科学　硕士

1994.04－1994.07・香港中文大学威尔斯亲王医院　访问学者

2006.09－2007.09・上海交通大学附属瑞金医院外科　博士

主要工作经历

1990.12－1992.12・第二军医大学长海医院消化内科　副教授

1992.12－ 至今　・第二军医大学长海医院消化内科　教授

1999.02－ 至今　・第二军医大学长海医院消化内科、内科学教研室　主任

2010.08－ 至今　・第二军医大学长海医院消化内镜中心　主任

2006.08－ 至今　・亚太消化内镜学会培训中心　主任

2014.10－ 至今　・国家消化系统疾病临床医学研究中心　主任

重要学术兼职

2003.06－ 至今　・国务院学位委员会学科评议组　成员

2010.04－ 至今　・中华医学会　常务理事

2007.04－ 至今　・中华医学会消化内镜学分会　主任委员

2008.03－ 至今　・《中华消化内镜杂志》、《中华胰腺病杂志》　总编辑

2011.01－ 至今　・*J Interv Gastroenterol*　主编

代表性论文，著作

1. Huang H, Liu Y, Daniluk J, Gaiser S, Chu J, Wang H, Li ZS, Logsdon CD, Ji B. Activation of nuclear factor-κ B in acinar cells increases the severity of pancreatitis in mice. Gastroenterology, 2013, 144(1): 202-210. （通讯作者）

2. Hu LH, Liao Z, Li ZS. Rolling in the Deep: A Quaint Sphere Rolling in the Deep Pancreatic Duct. Gastroenterology, 2013, 145(6): e7-8. （通讯作者）

3. Ben Q, An W, Jiang Y, Zhan X, Du Y, Cai QC, Gao J, Li Z. Body mass index increases risk for colorectal adenomas based on meta-analysis. Gastroenterology, 2012, 142(4): 762-772. （通讯作者）

4. Bai Y, Li ZS, Zou DW, Wu RP, Yao YZ, Jin ZD, Ye P, Li SD, Zhang WJ, Du YQ, Zhan XB, Liu F, Gao J, Xu GM. Alarm features and age for predicting upper gastrointestinal malignancy in Chinese patients with dyspepsia with high background prevalence of Helicobacter pylori infection and upper gastrointestinal malignancy: an endoscopic database review of 102, 665 patients from 1996 to 2006. Gut, 2010, 59(6): 722-728. （通讯作者）

5. Wang X, Gao J, Ren Y, Gu J, Du Y, Chen J, Jin Z, Zhan X, Li Z, Huang H, Lv S, Gong Y. Detection of KRAS gene mutations in endoscopic ultrasound-guided fine-needle aspiration biopsy for improving pancreatic cancer diagnosis. Am J Gastroenterol, 2011, 106(12): 2104-2111. （通讯作者）

6. Zhang MM, Yang H, Jin ZD, Yu JG, Cai ZY, Li ZS. Differential diagnosis of pancreatic cancer from normal tissue with digital imaging processing and pattern recognition based on a support vector machine of EUS images. Gastrointest Endosc, 2010, 72(5): 978-985. （通讯作者）

7. Li Z, Zou D, Ma X, Chen J, Shi X, Gong Y, Man X, Gao L, Zhao Y, Wang R, Yan X, Dent J, Sung JJ, Wernersson B, Johansson S, Liu W, He J. Epidemiology of peptic ulcer disease: endoscopic results of the systematic investigation of gastrointestinal disease in China. Am J Gastroenterol, 2010, 105(12): 2570-2577. （通讯作者）

8. Li ZS, Wang W, Liao Z, Zou DW, Jin ZD, Chen J, Wu RP, Liu F, Wang LW, Shi XG, Yang Z, Wang L. A long-term follow-up study on endoscopic management of children and adolescents with chronic pancreatitis. Am J Gastroenterol, 2010, 105(8): 1884-1892. （通讯作者）

9. Liao Z, Gao R, Xu C, Li ZS. Indications and detection, completion, and retention rates of small-bowel capsule endoscopy: a systematic review. Gastrointest Endosc, 2010, 71(2): 280-286. （通讯作者）

10. Li ZS, Sun ZX, Zou DW, Xu GM, Wu RP, Liao Z. Endoscopic management of foreign bodies in the upper-GI tract: experience with 1088 cases in China. Gastrointest Endosc, 2006, 64(4): 485-492. （通讯作者）

● 重要科技奖项

1. 胃、十二指肠镜微创技术的研究与应用. 2005. 国家科技进步二等奖. 第1完成人.

2. 幽门螺杆菌关键致病因子 CagA、VacA 的生物学特性及其临床应用研究. 2007. 国家科技进步二等奖. 第1完成人.

3. 东南沿海战区野战内科学相关关键技术研究. 2010. 国家科技进步二等奖. 第1完成人.

4. 消化道智能胶囊内镜系统的研制与临床应用. 2010. 国家科技进步二等奖. 第2完成人.

5. 重大胰腺疾病诊疗体系创新及关键技术的应用. 2013. 国家科技进步二等奖. 第2完成人.

● 学术成就概览

李兆申教授是消化病学和消化内镜学专家，现任第二军医大学长海医院消化内科主任、教授、博导，从事医教研一线工作30年，在胰腺疾病、胆道疾病和胃肠疾病研究方向上取得一系列成果，深入开展胆胰疾病内镜微创治疗，国际率先建立四项胰腺癌内镜诊疗新技术，提高了胰腺癌患者的生存率和生存质量，国内率先开展慢性胰腺炎胰管结石体外震波碎石术，国内率先开展重症急性胰腺炎早期脏器功能支持和后期并发症微创治疗新技术，急慢性胰腺炎诊治处于国内领先水平，国内率先开展

早期消化道肿瘤内镜微创治疗，国内较早开始炎症性肠病内镜治疗及以生物制剂为代表的药物治疗，建立我国消化内镜质控标准和专业人才培训体系，为我国消化内镜技术普及和快速发展做出重要贡献。获得领军人才以来主持国家科技支撑计划、教育部创新团队项目等国家和军队重大课题40余项。获国家专利27项，主编《上消化道内镜学》等专著30部，发表论著827篇，其中SCI收录186篇，总IF 781，被引985次。获国家科技进步二等奖5项（4项第一、1项第二）、国家级教学成果二等奖1项和上海市科技进步一等奖3项。现任国务院学位委员会学科评议组成员、中华医学会常务理事、中华消化内镜学会主委、《中华消化内镜杂志》和《中华胰腺病杂志》总编，创办 *J Interven Gastroenterol* 并任主编。曾获何梁何利科技与技术进步奖、总后科技金星、上海市科技精英、解放军杰出专业技术人才奖、上海市高尚医德奖等多项荣誉，荣立个人一等功1次、二等功3次。培养研究生124名，包括全国百篇优博获得者2名。为国内外培养近百名消化内镜专业骨干。

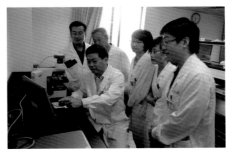
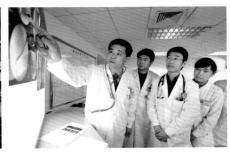

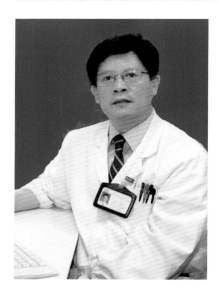

李明华

专业

影像医学

专业技术职称

主任医师、教授

工作单位与职务

国家临床重点专科（医学影像科）
学科带头人

上海市医学重点专科（介入影像
学科）学科带头人

上海市第六人民医院放射科主任

上海市第六人民医院
神经介入中心主任

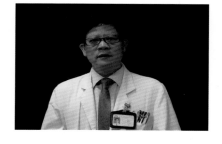

主要学习经历

1970.09－1975.09 · 上海第一医学院医疗系　毕业

1985.09－1988.09 · 上海医科大学研究生院　硕士

1989.11－1992.12 · 瑞典隆德大学医院　博士

1994.01－1995.02 · 意大利米兰大学圣·拉菲尔医院　博士后出站

1996.11－1997.01 · 加拿大多伦多大学儿童医院　访问学者

主要工作经历

1975.09－1979.04 · 上海医科大学附属华山医院放射科　住院医师

1979.04－1981.04 · 非洲多哥"中国援外医疗队"　主管医师

1981.04－1989.11 · 上海医科大学附属华山医院放射科　主治医师

1992.12－1996.12 · 上海市第六人民医院放射科　副主任医师、副主任

1997.01－ 至今　· 上海市第六人民医院放射科

　　　　　　　　 · 上海市第六人民医院神经介入中心　主任医师、教授、科主任、博士生导师

重要学术兼职

2007－ 至今　　· 中华医学会放射学分会　常务委员

2004－ 至今　　· 上海医学会放射学分会　副主委、主委、前任主委

2007－ 至今　　· 中华放射学会神经五官学组　副主委

2012－ 至今　　· 上海市医学会　理事

2004－ 至今　　· 介入放射学杂志　常务副主编

代表性论文，著作

1. Prevalence of Unruptured Cerebral Aneurysms in Chinese Adults Aged 35 to 75 Years: A Cross-sectional Study. Annals of Internal Medicine, 2013, 159(8): 514-521. (第一作者 / 通讯作者 , IF: 16.103)

2. Coronary total occlusion lesions: Linear intrathrombus enhancement at CT predicts better outcome of percutaneous coronary intervention. Radiology, 2013, 266(2): 443-451. (第一作者 , IF: 6.339)

3. Obstructive coronary artery disease: Reverse attenuation gradient sign at CT indications distal retrograde flow—a useful sign for differentiating chronic total occlusion from subtotal occlusion. Radiology, 2013, 266(3): 766-772. (第一作者 , IF: 6.339)

4. Large-Cohort comparison between three-dimensional time-of-flight magnetic resonance and rotational digital subtraction angiographies in intracranial aneurysm detection. Stroke, 2009, 40(9): 3127-3129. (第一作者 , IF: 6.158)

5. Treatment of Distal Internal Carotid Artery Aneurysm with the Willis Covered Stent: A Prospective Pilot Study. Radiology, 2009, 253(2): 470-477. (第一作者 , IF: 6.339)

6. Contrast-free MRA at 3.0 T for the detection of intracranial aneurysms. Neurology, 2011, 77(7): 667-676. (第一作者 , IF: 8.017)

7. Screening for intracranial aneurysm in 355 Patients with autosomal-Dominant Polycystic kidney disease. Stroke, 2011, 42(1): 204-206. (通讯作者, IF: 6.158)

8. Geometric, hemodynamic, and pathological study of a distal internal carotid artery aneurysm model in dogs. Stroke, 2013, 44(10): 2926-9. (通讯作者, IF: 6.158)

9. Accurate diagnosis of small cerebral aneurysms ≤ 5mm in diameter using magnetic resonance angiography at 3.0T. Radiology, 2013, 269: 713-727. (第一作者/通讯作者, IF: 6.339)

10. Coronary Stenosis: Morphologic Index Characterized by Using CT Angiography Correlates with Fractional Flow Reserve and Is Associated with Hemodynamic Status. Radiology, 2013, 269: 713-721. (第一作者, IF: 6.339)

● 重要科技奖项

1. 脑动脉瘤及相关血管无创成像和微创治疗新技术的研究及其临床应用. 2014. 国家科技进步二等奖. 第 1 完成人.

2. 脑动脉瘤及其相关血管 MRA 成像和介入治疗关键技术的临床应用. 2011. 教育部科技进步一等奖. 第 1 完成人.

3. 介入腔内重建术及其覆膜支架的研究和应用. 2009. 上海市科技进步一等奖. 第 1 完成人.

4. 经血管重建技术治疗颅内动脉瘤的实验研究和临床应用. 2009. 上海医学科技二等奖. 第 1 完成人.

5. 贲门失驰缓症临床微创介入治疗方法的优选研究. 2006. 中华医学科技二等奖. 第 1 完成人

6. 暂时性贲门支架的研制和在贲门失驰缓症中的临床应用研究. 2006. 上海医学科技二等奖. 第 2 完成人.

7. 暂时性贲门支架的研制和在贲门失驰缓症中的临床应用研究. 2006. 上海市科技进步三等奖. 第 2 完成人.

8. 脊柱病变诊断中的磁共振新技术应用研究. 2005. 中华医学科技二等奖. 第 1 完成人.

9. 脊柱病变诊断中的磁共振新技术应用研究. 2005. 上海市科技进步二等奖. 第 1 完成人.

10. 脑动脉瘤血管内治疗的实验和临床应用研究. 2004. 上海市科技进步二等奖. 第 1 完成人.

11. 脑动脉瘤血管内治疗的实验和临床应用研究. 2004. 中华医学科技三等奖. 第 1 完成人.

12. 颅内动脉瘤腔栓塞治疗的临床应用. 2001. 上海市临床医疗成果三等奖. 第 1 完成人.

13. 中磁强磁共振成像在脊髓肿瘤诊断中的应用研究. 2001. 上海市科技进步二等奖. 第 1 完成人.

14. 神经介入技术在脑血管疾病中的实验研究和临床应用. 2000. 上海市科技进步二等奖. 第 1 完成人.

● 学术成就概览

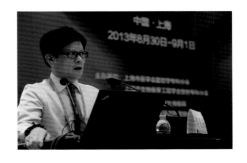

李明华教授长期从事神经影像学工作, 尤其擅长脑和脊髓血管性疾病的无创影像诊断和微创治疗.

他创建和应用高分辨 3D-TOF MRA 成像技术, 结合容积重建和单根血管凸显法等后处理技术, 对脑血管疾病成像的分辨率有了明显的提高, 尤其是对脑动脉瘤诊断的敏感性和特异性分别达到 99.3% 和 96.9%, 较国际上同类技术分别提高 4.3% 和 7.9%, 其不需造影剂、无辐射及其高敏性、高准确率的特点, 使脑动脉瘤的诊断由传统有创变为真正意义上的无创. 为未破裂脑动脉瘤的筛查以及治疗性随访提供了可靠的手段. 该技术得到国内外同行的认可, 其成果发表在国际专业领域顶级杂志 Neurology、Stroke、Radiology 等, 并已广泛应用于临床.

他率先采用无创 3D-TOF MRA 技术, 在正常人群进行对未破裂脑动脉瘤的发病率调查, 揭示了国人未破裂脑动脉瘤的分布特点. 首先报道我国成人未破裂脑动脉瘤患病率为 7.0%, 高风险脑动脉瘤占 8.7%. 明确了脑动脉瘤患病率随年龄而增长, 发现脑动脉瘤破裂与动脉瘤大小、形态、部位、血管构筑密切相关. 以上发现为未破裂脑动脉瘤的早期诊断和合理干预, 降低脑动脉瘤的病死率提供了可能性, 为相应卫生政策的制订提供了依据. 该结果发表在 Annals of Internal Medicine、Stroke 等国际著名杂志. 他率先在 1996 年引进神经介入治疗技术, 采用微创技术治疗脑和脊髓血管性病变, 尤其是弹簧圈栓塞治疗脑动脉瘤技术, 已在全国大多数三级甲等医院广泛应用, 超过 50% 的脑动脉瘤破裂出血病人得益于此项技术的应用, 挽救了生命, 重返工作岗位. 他针对复杂难治的脑动脉瘤所设计的脑血管覆膜支架治疗技术, 属原创性技术, 已应用于临床治疗外伤性动脉瘤、巨大脑动脉瘤、夹层脑动脉瘤、弹簧圈治疗后复发动脉瘤等, 其完全治愈率达 87.8%. 该项技术的应用, 使相当部份脑动脉瘤病人变难治为易治、变不可治为可治. 该技术得到国际同行的肯定, 被列为 2007 年度世界神经介入治疗新进展之一. 李明华教授特别注重临床工作, 针对临床工作中的问题进行相关的研究工作, 进而解决临床问题. 自入选上海市领军人才以来, 共获专利 5 项, 发表 SCI 收录论文 130 多篇, 以第一/通讯作者位序 70 多篇, 主编专著 5 部, 培养博士后 6 名、博士 21 名、硕士 19 名.

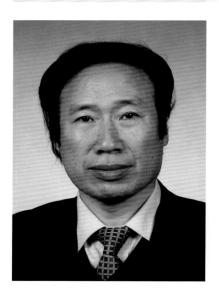

吴焕淦

专业

针灸学

专业技术职称

教授

工作单位与职务

上海中医药大学
上海市针灸经络研究所所长

● 主要学习经历

1987.09－1990.08·浙江中医学院　医学硕士
1990.09－1993.07·上海中医学院　医学博士

● 主要工作经历

1993.07－1998.10·上海中医药大学，针灸经络研究所　主治医师，副主任医师
1998.11－2005.06·上海中医药大学，针灸经络研究所　研究员，副所长，博导
2005.07－2010.06·上海中医药大学，针灸经络研究所　常务副所长，教授、博导、国家"973"计划项目首席科学家
2010.07－至今　·上海中医药大学，针灸经络研究所　所长，研究员、教授、博士生导师，国家"973"计划项目首席科学家，上海市名中医

● 重要学术兼职

2011.08－2016.07·中国针灸学会　常务理事
2010.11－2015.11·中国针灸学会学科与学术工作委员会　副主任委员
2013.01－2018.12·上海针灸学会　会长
2013.06－2017.05·世界中医药杂志　常务编委
2012.11－2016.10·中国针灸杂志　编委

● 代表性论文，著作

1. Wu HG, Liu HR, Zhang ZA, Zhou EH, Wang XM, Jiang B, Shi Z, Zhou CL, Qi L, Ma XP. Electro-acupuncture relieves visceral sensitivity and decreases hypothalamic corticotropin-releasing hormone levels in a rat model of irritable bowel syndrome. Neurosci Lett, 2009, 465(3): 235-237.

2. Zhou EH, Liu HR, Wu HG, Shi Z, Zhang W, Zhu Y, Shi DR, Zhou S. Down-regulation of Protein and mRNA Expression of IL-8 and ICAM-1 in Colon Tissue of Ulcerative Colitis Patients by Partition-Herb Moxibustion. Dig Dis Sci, 2009, 54(10): 2198-2206.

3. Xiaomei Wang, Shuang Zhou, Wei Yao, Hua Wan, Huangan Wu, Luyi Wu, Huirong Liu, Xuegui Hua, Peifeng Shi. Effects of Moxibustion Stimulation on the Intensity of Infrared Radiation of Tianshu (ST25) Acupoints in Rats with Ulcerative Colitis. Evidence-Based Complementary and Alternative Medicine, 2012: 704584.

4. Zhou EH, Liu HR, Wu HG, Shi Y, Wang XM, Tan LY, Yao LQ, Zhong YS, Jiang Y, Zhang LL. Suspended moxibustion relieves chronic visceral hyperalgesia via serotonin pathway in the colon. Neurosci Lett, 2009, 451(2): 144-147.

5. Zhou EH, Liu HR, Wu HG, Shi Y, Wang XM, Yao LQ, Zhong YS, Yang Y. Herb-partition moxibustion relieves chronic visceral hyperalgesia and 5-HT concentration in colon mucosa of rats. Neurol Res, 2009, 31(7): 734-737.

6. Shi Yin, Zhou En-hua, Wu Huan-gan, Zhou Ci-li, Wang Qian-yao, Qi Li. Moxibustion treatment restoring the intestinal epithelium barrier in rats with crohn's disease by down-regulating tumor necrosis factor alpha, tumor necrosis factor receptor 1, and tumor necrosis factor receptor 2. Chin J Integr Med, 2011, 17(3): 212-217.

7. Xiao-Mei Wang, Yuan Lu, Lu-Yi Wu, Shu-Guang Yu, Bai-Xiao Zhao, Hong-Yi Hu, Huan-Gan Wu, Chun-Hui Bao, Hui-Rong Liu, Jin-Hai Wang, Yi Yao, Xue-Gui Hua, Hui-Ying Guo, Li-Rong Shen. Moxibustion inhibits interleukin-12 and tumor necrosis factor alpha and modulates intestinal flora in rat with ulcerative colitis. World J Gastroenterol, 2012, 18(46): 6826-6835.

8. Xiao-Peng Ma, Lin-Ying Tan, Yun Yang, Huan-Gan Wu, Bin Jiang, Hui-Rong Liu, Ling Yang. Effect of electro-acupuncture on substance P, its receptor and corticotropin-releasing hormone in rats with irritable bowel syndrome. World J Gastroenterol, 2009, 15(41): 5211-5217.

9. Jie Sun, Chunlan Jin, Huangan Wu, Jimeng Zhao, Yunhua Cui, Huirong Liu, Lingxiang Wu, Yin Shi, Bing Zhu. Effects of Electro-acupuncture on Ovarian P450arom, P450c17α and mRNA Expression Induced by Letrozole in PCOS Rats. PLOS ONE, 2013, 8(11): e79382.

10. Jia J, Yu Y, Deng JH, Robinson N, Bovey M, Cui YH, Liu HR, Ding W, Wu HG, Wang XM. A review of Omics research in acupuncture: the relevance and future prospects for understanding the nature of meridians and acupoints. J Ethnopharmacol, 2012, 140(3): 594-603.

● 重要科技奖项

1. 灸法治疗肠腑病症的技术与临床应用．2013．国家科技进步二等奖．第 1 完成人．

2. 艾灸温养脾胃治疗肠腑病症的技术与临床应用．2012．上海市科技进步 一等奖．第 1 完成人．

3. 灸法治疗肠腑病症的技术及其生物学基础研究．2012．教育部高等学校 科学研究优秀成果奖（科学技术）科技进步一等奖．第 1 完成人．

● 学术成就概览

2006 年 7 月以来，吴焕淦教授主持并完成"973"计划项目 1 项、国家自然科学基金 3 项；获 2013 年度国家科技进步二等奖 1 项、2012 年国家教育部科技进步一等奖、上海市科技进步一等奖各 1 项；发表论文 108 篇，其中 SCI 收录论文 26 篇；主编、主审学术专著 8 部。培养毕业博士 15 名。2012 年获"第五届全国优秀科技工作者"称号，同年任上海市针灸学会会长。

致力于灸法的临床与基础研究，提出"人体对艾灸的温热刺激及其生成物的反应是灸效的科学基础；灸材、灸法、灸位、灸量及机体反应性是影响灸效的关键因素，合理运用是提高疗效的关键"及"艾灸的温热刺激能产生温通温补效应"的学术观点，并总结阐释了艾灸温通温补效应规律与机制的科学内涵。注重灸法临床理论创新，2008 年"灸法作用的基本原理与应用规律研究"获国家"973"计划项目资助，并于 2013 年 11 月通过国家科技部组织的结题验收，被评为优秀，专家组对项目取

得的丰硕成果给予高度的评价。今年 9 月又中标 2015 年国家"973"计划项目"基于临床的灸法作用机理研究"，担任该项目首席科学家。

首次提出"肠腑病症，从脾（胃）论灸"是提高艾灸治疗肠腑病症疗效的关键，形成艾灸温养脾胃理论与治法，提出"艾灸温养脾胃，调和肠腑气血"的治疗学观点。

建立了中医艾灸治疗难治性肠腑病症特色技术并推广实践。形成了艾灸"温养脾胃，调和肠腑气血"治疗难治性肠腑病症的临床指导原则。创建了疗效确切的 3 项中医特色新技术："温养脾胃、调和阴阳治疗溃疡性结肠炎（UC）艾灸技术"、"温养脾胃、补肾通络艾灸结合针刺治疗轻度克罗恩病（CD）技术"、"温养脾胃、疏调肠腑气血治疗腹泻型肠易激综合征（IBS）艾灸技术"，并在全国 10 余省市推广应用。艾灸温养脾胃治疗难治性肠腑病症有效率高于同类疗法，具有显著优势，有效提升了中医针灸治疗肠腑病症的临床诊疗水平。

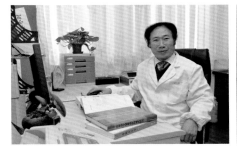 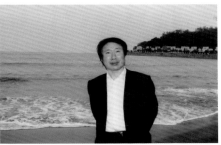

建立了艾灸治疗难治性肠腑病症生物学效应研究平台，揭示了艾灸通过抑制炎症和免疫级联反应治疗 UC 的主要机制；提出了"艾灸镇痛"新观点，阐释了艾灸治疗 IBS（慢性内脏痛）中枢及外周的部分生物学机制；阐释了灸法治疗 CD 结肠黏膜屏障机制；推动了国际学术界对艾灸治疗难治性肠腑病症的认同。

创新了艾灸温养脾胃理论与治法。在艾灸温养脾胃，调和肠腑气血总法则下，具体治法又同中有异，UC 注重调和阴阳，CD 重在补肾通络，IBS 侧重疏调肠腑气血，促进了对肠腑病症的中医病理学认识。

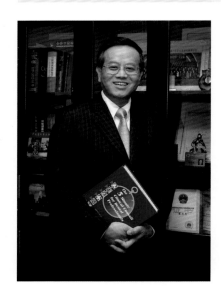

张志愿

专业

口腔医学

专业技术职称

主任医师 / 教授

工作单位与职务

上海交通大学医学院
附属第九人民医院

● 主要学习经历

1972.04－1975.07 · 上海第二医学院

1986.09－1991.07 · 上海第二医科大学　博士

● 主要工作经历

1975.08－1994.08 · 上海第二医科大学附属第九人民医院口腔颌面外科　主治医师、副主任医师、主任医师，教授

1998.10－2014.04 · 上海交通大学医学院附属第九人民医院　院长

2006.06－ 至今　· 教育部国家重点学科、上海市口腔医学重点实验室　学科带头人

2008.06－ 至今　· 上海市第十三届、十四届（2012 年 12 月当选连任）　人大代表

● 重要学术兼职

2006.01－ 至今　· 国务院学位评定委员会（第六届）口腔学组　组员

2005.09－2009.09 · 中华口腔医学会口腔颌面外科专委会　主任委员

2012.09－ 至今　· 中国抗癌协会　常务理事

2011.09－ 至今　· 中国抗癌协会头颈肿瘤专委会　主任委员

2003.01－ 至今　·《上海口腔医学》　主编

● 代表性论文，著作

1. Zhong LP, Zhang CP, Zhang ZY, et al. Randomized phase III trial of induction chemotherapy with docetaxel, cisplatin, and fluorouracil followed bysurgery versus up-front surgery in locally advanced resectable oral squamous cell carcinoma. J Clin Oncol, 2013, 31(6): 744-751. (IF: 18.038)

2. Xu Q, Sun Q, Zhang Z, et al. Downregulation of miR-153 contributes to epithelial-mesenchymal transition and tumor metastasis in humanepithelial cancer. Carcinogenesis, 2013, 34(3): 539-549. (IF: 5.70)

3. Jiang X, Zhao J, Zhang Z, et al. Mandibular repair in rats with premineralized silk scaffolds and BMP-2-modified bMSCs. Biomaterials, 2009, 30(27): 4522-4532. (IF: 7.404)

4. Zheng JW, Zhou Q, Zhang ZY, et al. Treatment guideline for hemangiomas and vascular malformations of the head and neck. Head Neck, 2010, 32(8): 1088-1098. (IF: 2.604)

5. Zhang CP, Zhong LP, Zhang ZY, et al. Three-flap reconstruction of a large defect caused by radical resection of advanced oral cancer. J Oral Maxillofac Surg, 2008, 66(6): 1269-1277. (IF: 1.580)

6. Zhang ZY, Sdek P, Chen WT, et al. Human papillomavirus type 16 and 18 DNA in oral squamous cell carcinoma and normal mucosa. Int J Oral Maxillofac Surg, 2004, 33(1): 71-74. (IF: 1.444)

7. Lunguo Xia, Jiang Chang, Zhiyuan Zhang, et al. Enhanced osteogenesis through nano-structured surface design of macroporous hydroxyaptite bioceramic scaffolds via activation of ERK and P38 MAPK signaling pathways. J. Mater. Chem. B, 2013, 1: 5403. (IF: 6.10)

8. 张志愿, 赵怡芳. 头颈部血管瘤与脉管畸形. 上海：世界图书出版公司, 2007.

9. 张志愿. 口腔颌面肿瘤学. 济南：山东科学技术出版社, 2004.

10. 张志愿. 口腔颌面外科学. 北京：人民卫生出版社, 2012.

重要科技奖项

1. 口腔颌面部肿瘤根治术后缺损的形态与功能重建. 2007. 国家科技进步二等奖. 排名第一.
2. 口腔颌面部血管瘤与脉管畸形的临床治疗研究. 2010. 国家科技进步二等奖. 排名第一.
3. 高危型人乳头状瘤病毒与口腔黏膜癌病变的相关性研究. 2006. 教育部提名国家科学技术奖自然科学二等奖. 排名第一.
4. 下颌骨缺损的形态与功能重建. 2010. 上海市科技进步一等奖. 排名第二.
5. 组织工程技术构建口腔颌面部骨组织的研究与应用. 2007. 上海市科技进步一等奖. 排名第四.
6. 口腔黏膜上皮细胞体外癌变模型的建立及基因组学、蛋白质组学研究. 2013. 教育部高等学校科学研究优秀成果奖自然科学二等奖. 排名第二.

学术成就概览

2005 年张志愿教授获上海市领军人才以来，以第一完成人获国家科技进步二等奖 2 项（2007 年、2010 年）。主持国家"863"、国家自然基金重点、国家科技部十一五支撑计划等多项课题，主编专著和全国统编教材 7 部。以第一或通讯作者发表论文 188 篇，其中 SCI 收录 67 篇（单篇最高 IF: 18.038）。曾获卫生部突出贡献中青年专家，全国优秀科技工作者。口腔颌面外科专委会为他颁发首届首位邱蔚六中国口腔颌面外科发展基金杰出贡献奖。

1. 创用"多个血管化复合组织瓣串联"修复颅底及口腔颌面软硬组织缺损；创建"高位颈动脉重建术"；医工结合开展多项新技术，重建牙列恢复咀嚼功能，提高口腔癌的生存率和生存质量。其成果及关键技术应美国诺瓦科学出版社邀请编写一章在 *Frontiers in Cancer Research* 专著中，前国际颅颌面外科学会主席 David 教授阅后给予评价：无论是形态、功能还是生存率方面，都堪称一流。其成果获国家科技进步二等奖。

2. 创用"栓塞供养动脉及病灶后手术"治疗口腔颌面部软组织大型血管畸形，显著减少出血量，提高成功率；创用"双介入栓塞术"治疗颌骨动静脉畸形，使原来只能切除的颌骨得以保留，维持外形和功能；并制定诊治指南，先后发表在《中华医学杂志》，权威杂志 *Head Neck*。国际

脉管疾病研究学会主席 Yakes 教授评价：处于领先水平，取得的杰出成果得到国际同行的认可和推崇。其成果获国家科技进步二等奖。

3. 2008 年主持"十一五"支撑计划，完成了本领域的首个晚期口腔鳞癌 TPF 诱导化疗与非诱导化疗两组前瞻性临床三期随机对照试验，为基于预测性生物标志物指导个体化治疗方案的实施，为提高生存率提供了良好的研究基础，其成果 2013 年发表在 *J Clin Oncol*（IF: 18.038）上，被 Faculty of 1000（F1000）出版社作为"Article Recommendation"收录，评论为"在该领域具有特别重要的意义"。2014 年入选 Essential Science Indicators（ESI），口腔肿瘤权威杂志 *Oral Oncology* 发表社论高度评价了该临床试验作为目前国际上 6 个外科领衔的头颈癌临床试验之一，对推动外科领域头颈癌临床研究具有重要意义。

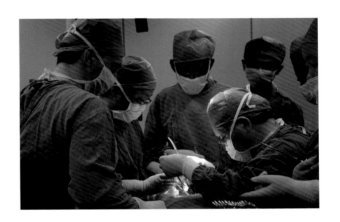

张志愿教授目前担任国家级重点学科——口腔颌面外科学科带头人，国际牙科研究会（IADR）中国分会主席，是英国爱丁堡皇家牙外科学院 fellowship。2008 年在美国西雅图召开的中美口腔颌面外科大会上担任大会联合主席，在第 19 届国际口腔颌面外科学术大会（2008 年）和第 13 届国际口腔癌学术大会（2009 年）中分别担任大会执行主席。2012 年任中国抗癌协会头颈肿瘤专委会主任委员，2013 年担任中国抗癌协会常务理事。所领衔的学科被国际口腔颌面外科医师协会（IAOMS）认证为全球专科医师培训基地和 AOCMF 亚太培训中心，在 2014 年 3 月成为英国爱丁堡皇家外科学院全球首家头颈与颌面肿瘤培训中心。以上国际会议的召开和 3 个国际培训中心的成立，这是上海九院口腔颌面外科走向世界的一大重要标志，显示了上海九院口腔颌面外科在国际上的学术地位和影响力。作为学科带头人的张志愿教授作出了巨大的努力。

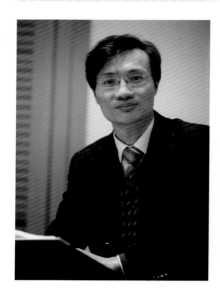

陈义汉

专业

内科学

专业技术职称

教授、主任医师

工作单位与职务

同济大学医学院副院长

上海市东方医院副院长

● 主要学习经历

1982.09－1987.07・南通医学院医疗系　医学学士

1989.09－1992.07・南通医学院　内科学（心血管病）硕士

1993.09－1996.06・上海第二医科大学　内科学（心血管病）博士

● 主要工作经历

1987.07－1996.06・南通医学院附属医院心脏内科　助教，住院医师

1996.06－1998.11・同济大学附属同济医院心脏内科　讲师，主治医师

1998.11－2003.01・同济大学附属同济医院心脏内科　副教授，副主任医师

2001.01－ 至今　・同济大学医学遗传研究所　所长

2003.01－2010.03・同济大学附属同济医院心脏内科　教授，主任医师

2004.02－2004.05・美国凯斯大学附属医院心脏内科　客座教授

2005.02－2008.02・同济大学　教育部长江学者特聘教授

2007.06－2009.01・同济大学附属同济医院心脏内科　主任

2008.02－ 至今　・同济大学　特聘教授

2008.11－ 至今　・同济大学医学院病理与病理生理学系　主任

2008.11－ 至今　・同济大学医学院　副院长

2009.12－ 至今　・心律失常教育部重点实验室　主任

2010.11－ 至今　・同济大学附属东方医院　副院长

● 重要学术兼职

2012.08－ 至今　・上海市遗传学会　副理事长

2013.11－ 至今　・上海市医学会　常务委员

2013.10－ 至今　・上海市医学遗传学会　副主任委员

2013.11－ 至今　・中国心律学会　常务委员

2013.11－ 至今　・*Journal of Cellular and Molecular Medicine*　编委

● 代表性论文，著作

1. Yang Y, Xia M, Jin Q, Bendahhou S, Shi J, Chen Y, Liang B, Lin J, Liu Y, Liu B, Zhou Q, Zhang D, Wang R, Ma N, Su X, Niu K, Pei Y, Xu W, Chen Z, Wan H, Cui J, Barhanin J, Chen Y. Identification of a KCNE2 gain-of-function mutation in patients with familial atrial fibrillation. Am J Hum Genet, 2004, 75(5): 899-905. (Corresponding Author)

2. Yang YZ, Yang YQ, Liang B, Liu JQ, Li J, Grunnet M, Olesen SP, Rasmussen HB, Ellinor PT, Gao LJ, Lin XP, Li L, Wang L, Xiao JJ, Liu Y, Liu Y, Zhang SL, Liang DD, Peng LY, Jespersen T, Chen YH. Identification of a Kir3.4 mutation in congenital

long QT syndrome. Am J Hum Genet, 2010, 86(6): 872-880. (Corresponding Author)

3. Xiao J, Liang D, Chen YH. The genetics of atrial fibrillation: from the bench to the bedside. Annu Rev Genomics Hum Genet, 2011, 12(22): 73-96. (Corresponding Author)

4. Li J, Zhang DS, Ye JC, Li CM, Qi M, Liang D, Xu XR, Xu L, Liu Y, Zhang H, Zhang Y, Deng F, Feng J, Shi D, Chen J, Li L, Chen G, Sun YF, Peng LY, Chen YH. Dynamin-2 mediates heart failure by modulating Ca2+-dependent cardiomyocyte apoptosis. Int J Cardiol, 2013, 168(3): 2109-2119. (Corresponding Author)

5. Li J, Yan B, Huo ZX, Liu Y, Xu JH, Sun YF, Liu Y, Liang DD, Peng LY, Zhang YY, Zhou ZN, Shi JY, Cui JM, Chen YH. Beta2- but not beta1-adrenoceptor activation modulatesintracellular oxygen availability. J Physiol, 2010, 588(16): 2987-2998. (Corresponding Author)

6. Li J, Xu J, Xiao J, Zhang H, Liang D, Liu Y, Zhang Y, Liu Y, Wen W, Hu Y, Yu Z, Yan B, Jiang B, Zhou ZN, Chen YH. Preservation of TSPO by chronic intermittent hypobaric hypoxia confers antiarrhythmic activity. J Cell Mol Med, 2011, 15(1): 134-140. (Corresponding Author)

7. Xiao JJ, Cao HM, Liang DD, Liu Y, Zhang H, Zhao H, Liu Y, Li J, Yan B, Peng LY, Zhou ZN, Chen YH. Taxol, a microtubule stabilizer, prevents ischemic ventricular arrhythmias in rats. J Cell Mol Med, 2011, 15(5): 1166-1176. (Corresponding Author)

8. Yan B, Huo Z, Liu Y, Lin X, Li J, Peng L, Zhao H, Zhou ZN, Liang X, Liu Y, Zhu W, Liang D, Li L, Sun Y, Cui J, Chen YH. Prolyl hydroxylase 2: A novel regulator of β2-adrenoceptor internalization. J Cell Mol Med, 2011, 15(12): 2712-2722. (Corresponding Author)

9. Li J, Li CM, Zhang DS, Shi D, Qi M, Feng J, Yuan TY, Xu XR, Liang DD, Xu L, Zhang H, Liu Y, Chen JJ, Ye JC, Jiang WF, Cui YY, Zhang YY, Peng LY, Zhuo ZN, Chen YH. SNX13 reduction mediates heart failure through degradative sorting of apoptosis repressor with caspase recruitment domain. Nature Communications, 2014, 5: 5177. (Corresponding Author)

10. Jun Li, Man Qi, Changming Li, Dan Shi, Dasheng Zhang, Duanyang Xie, Tianyou Yuan, Jing, Yi Liu, Dandan Liang, Xinran Xu, Jinjin Chen, Liang Xu, Hong Zhang, Jiangchuan Ye, Fei Lv, Jian Huang, Luying Peng, Yi-Han Chen. Tom70 serves as a molecular switch to determine pathological cardiac hypertrophy. Cell Res, 2014, 24(8): 977-993. (Corresponding Author)

● 重要科技奖项

1. 2005. 国家自然科学二等奖. 第1完成人.
2. 2004. 教育部自然科学一等奖. 第1完成人.
3. 2011. 上海市自然科学一等奖. 第1完成人.
4. 2009. 上海市自然科学牡丹奖.
5. 2005. 中国青年科技奖.

● 学术成就概览

陈义汉教授是国家杰出青年科学基金获得者、教育部长江学者特聘教授、国家"973"计划首席科学家、国家创新研究群体负责人和教育部心律失常重点实验室主任。担任或者曾经担任 *Nature Reviews Cardiology*、*Human Genetics & Embryology*、*American Journal of Molecular Biolology*、*Journal of Cellular and Molecular Medicine* 和 *International Journal of Molecular Sciences* 编辑或者客座编辑。他长期从事心血管疾病临床工作和基础研究,临床特长为心律失常和心力衰竭的诊断和治疗,研究方向为心律失常和心力衰竭的发生机制和干预。

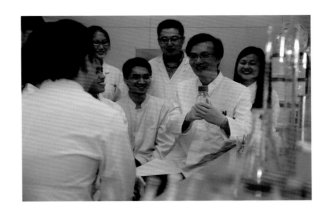

陈义汉教授在心血管疾病研究领域取得了一些重要的科学发现。他带领团队揭示了心房颤动的分子和电生理学基础,确立了心房颤动的非通道机制;发现新型人类致命性心律失常,提出人类致命性心律失常新机制;发现心肌肥大和心力衰竭的新机制,证明细胞内运输系统在其中发挥重要调控作用;发现心肌细胞内氧气分布的受体决定性,提示心肌缺血干预新靶点;其他贡献包括细胞内运输系统对心律失常发生的影响。先后发表论文130多篇,标志性成果发表在 *Science*、*Am J Hum Genet*、*Annu Rev Genomics Hum Genet* 和 *Cell Res* 等刊物上。他的科学发现已经被写进了近50本国外教科书和专著,国际诊疗指南多次引用他的工作,多种遗传性心律失常是依据他的发现而分类。他的科学发现也曾经被评为国际心脏电生理学领域年度突破性进展和中国高等学校十大科技进展等。

他曾经获得国家自然科学奖(二等)、教育部自然科学奖(一等)、上海市自然科学奖(一等)和上海市自然科学牡丹奖。他还获得过中国医师奖、卫生部有突出贡献的中青年专家、上海市领军人才、上海市优秀学科带头人、上海市曙光学者、中国青年科技奖、上海市科技精英、上海市劳动模范和全国五一劳动奖章等荣誉或者称号。

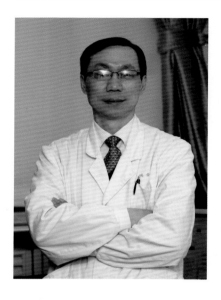

陈生弟

专业
神经病学

专业技术职称
教授、主任医师

工作单位与职务
上海交通大学医学院附属瑞金医院神经科主任、研究所所长

主要学习经历

1975.10—1978.10 · 上海交通大学医学院医学系　学士
1983.09—1986.08 · 上海交通大学医学院神经病学系　硕士
1988.02—1991.01 · 上海交通大学医学院神经病学系　博士

主要工作经历

1978.10—1988.02 · 上海交通大学医学院瑞金医院神经科　住院医师
1988.02—1991.10 · 上海交通大学医学院瑞金医院神经科　主治医师
1991.11—1994.10 · 上海交通大学医学院瑞金医院神经科　副主任医师，副教授
1994.11— 至今　· 上海交通大学医学院瑞金医院神经科　主任医师，教授
2001.04—2001.06 · 美国休斯敦贝勒医学院神经科　客座教授

重要学术兼职

2007.09— 至今　· 国际神经病学联盟帕金森病及相关疾病研究委员会　委员
2007.09— 至今　· 中华医学会神经病学分会　副主任委员
2011.09— 至今　· 中国神经科学学会　副理事长
2004.09— 至今　· 中国医师协会神经内科医师分会　副会长
2009.09— 至今　· 中国医师协会老年医师分会　副会长

代表性论文，著作

1. Xiong R, Wang Z, Zhao Z, Li H, Chen W, Zhang B, Wang L, Wu L, Li W, Ding J, Chen SD. Author information MicroRNA-494 reduces DJ-1 expression and exacerbates neurodegeneration. Neurobiol Aging. 2014, 35(3): 705-714. （通讯作者）

2. Deng YL, Xiong Z, Chen P, Wei J, Chen SD, Yan Z. β-amyloid impairs the regulation of N-methyl-D-aspartate receptors by glycogen synthase kinase. Neurobiol Aging, 2014, 35(3): 449-459. （共同通讯作者）

3. Zhiquan Wang, Siyan Chen, Ying Wang, Li Cao, Yu Zhang, Ya-Xing Gui, Shengdi Chen, Jian-Qing Ding. Park7/DJ-1 modulates the expression of Cu/Zn-superoxide dismutase-1 through the ERK1/2-Elk-1 pathway in neuroprotection. Ann Neurol, 2011, 70(4): 591-599. （共同通讯作者）

4. Wang JL, Cao L, Li XH, Hu ZM, Li JD, Zhang JG, Liang Y, San-A, Li N, Chen SQ, Guo JF, Jiang H, Shen L, Zheng L, Mao X, Yan WQ, Zhou Y, Shi YT, Ai SX, Dai MZ, Zhang P, Xia K, Chen SD, Tang BS. Identification of PRRT2 as the causative gene of paroxysmal kinesigenic dyskinesias. Brain, 2011, 134(Pt 12): 3493-3501. （共同通讯作者）

5. Zhang S, Wang XJ, Tian LP, Pan J, Lu GQ, Zhang YJ, Ding JQ, Chen SD. CD200-CD200R dysfunction exacerbates microglial activation and dopaminergic neurodegeneration in a rat model of Parkinson's disease. J Neuroinflammation, 2011, 8:154. （通讯作者）

6. Deng YL, Liu LH, Wang Y, Tang HD, Ren RJ, Xu W, Ma JF, Wang LL, Zhuang JP, Wang G, Chen SD. The prevalence of CD33 and MS4A6A variant in Chinese Han population with Alzheimer's disease. Hum Genet, 2012. （通讯作者）

7. Sheng CY, Xiong R, Li H, Zhang GN, Zhang S, Heng X, Chen SD. DJ-1 deficiency down-regulates tuj1 and impairs neurites outgrowth in striatum. Neurobiol Aging, 2013, 34: 489-498. (通讯作者)

8. Gui YX, Wang XY, Kang WY, Zhang YJ, Zhang Y, Zhou Y, Quinn TJ, Liu J, Chen SD. Extracellular signal-regulated kinase is involved in alpha-synuclein-induced mitochondrial dynamic disorders by regulating dynamin-like protein 1. Neurobiol Aging, 2012. (通讯作者)

9. Wang G, Tang HD, Zhuang JP, Xu XH, Liu LH, Li B, Wang LL, Xu ZM, Cheng Q, Chen SD. Risk factors for cognitive decline in elderly people: Findings from the two-year follow-up study in Shanghai urban community. J Alzheimers Dis, 2014, 39(4): 891-897. (通讯作者)

10. Kang WY, Yang Q, Jiang XF, Chen W, Zhang LY, Wang XY, Zhang LN, Quinn TJ, Liu J, Chen SD. Salivary DJ-1 could be an indicator of Parkinson's disease progression. Front Aging Neurosci, 2014, 6: 102. (通讯作者)

● 重要科技奖项

1. 帕金森病发病新机制、诊断新标志与治疗新靶点 . 2012. 上海市科技进步一等奖 .

2. 阿尔茨海默病及相关认知障碍的发病机制和诊治的基础与临床 . 2011. 上海市科技进步一等奖 .

3. 帕金森病发病机制与治疗的基础研究 . 2010. 教育部自然科学一等奖 .

4. 免疫 / 炎性机制在帕金森病及阿尔茨海默病发病中的作用 . 2006. 教育部自然科学二等奖 .

5. 酪氨酸羟化酶和胶质源性神经营养因子对黑质多巴胺神经元的保护和损伤修复作用及左旋多巴治疗的安全性 . 2004. 教育部自然科学二等奖 .

6. 帕金森病发病机制及治疗研究 . 1998. 国家科技进步三等奖 .

● 学术成就概览

长期致力于神经变性疾病帕金森病（PD）和阿尔茨海默病（AD）的发病机制及诊治研究，较系统地研究了免疫炎性机制、信号通路异常、氧化应激、遗传基因异常等与 PD 和 AD 发病机制中的相关性；研究了体液（唾液、外周血）和神经影像（颅脑超声、结构和功能 MRI、核医学）生物标志物作为 PD 和 AD 患者预警和早期诊断的可能性；研究了多种中药单体（红景天甙、姜黄素、雷公藤 TW397）作为治疗 PD 和 AD 的可能性；主持制定了《中国 PD 治疗指南》，对 PD 的规范化治疗起到了积极的推动作用；以及研究了 AD 及相关疾病的流行病学特征及其相关危险因素。整体研究体现了"临床—基础—临床"的转化医学的特色。

通过领军人才项目的建设，至今以通讯作者发表了 SCI 论著 120 余篇，

以第 1 完成人获得教育部自然科学奖一等奖、上海市科技进步奖一等奖等省部级科技进步奖共 5 项，主持制定的《PD 治疗指南》已经推广应用于几乎覆盖全国医疗单位，惠及了数以万千的患者；应邀在国际学术会议上主持和作报告 8 次。作为大会主席成功承办了第 19 届世界 PD 大会；主编了 PD 系列专著及教科书 6 部；培养的研究生中有 3 人获得上海市优秀博士论文。陈生弟教授带领的学科已成为教育部国家重点（培育）学科、教育部"211"重点建设学科、卫生部国家临床重点专科和上海市重点学科。

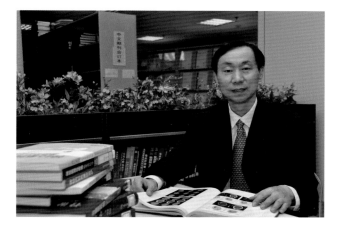

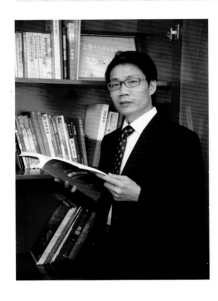

陈国强

专业

病理生理学

专业技术职称

教授

工作单位与职务

上海交通大学
副校长、医学院院长

● 主要学习经历

1980.09—1985.07 · 湖南衡阳医学院医疗系临床医学　学士

1985.09—1988.07 · 上海第二医科大学基础医学院病理生理学　硕士

1993.09—1996.07 · 上海第二医科大学附属瑞金医院内科血液学　博士

● 主要工作经历

1988.07—1993.08 · 湖南衡阳医学院病理生理学教研室　助教、讲师

1996.07—2002.04 · 上海第二医科大学附属瑞金医院上海血液学研究所　副研究员、研究员

1997.05—1997.12 · 法国巴黎 Saint Louis 医院　访问学者

1999.09—2001.09 · 美国 Mount-Saint 医学中心　visiting assistant professor

2001.08— 至今　· 中科院上海生命科学研究院－上海交通大学医学院健康科学研究所　"百人计划"课题组组长

2002.05—2008.11 · 上海交通大学医学院病理生理学教研室　主任，教授

2005.07— 至今　· 上海交通大学医学院细胞分化与凋亡教育部重点实验室　主任，教授

2007.07—2010.07 · 上海交通大学医学院医学科学研究院　院长，教授

2008.07— 至今　· 上海高校 E- 化学生物学研究院　首席负责人

2009.07—2012.08 · 悉尼大学　名誉教授

● 重要学术兼职

2008.12— 至今　· 国务院学位委员会第六届学科评议组　基础医学组成员

2007.10— 至今　· 中国病理生理学学会、中国生物化学与分子生物学学会　常务理事

2010.07— 至今　· 中国生物化学与分子生物学学会医学分会　副理事长

2009.07— 至今　· 上海生理科学会、上海医学会　理事长、副会长

2002.07— 至今　·《生理学报》、《癌症》、《国际病理和临床科学杂志》等　副主编

● 代表性论文，著作

1. Li J, Xu Y, Long XD, Wang W, Jiao HK, Mei Z, Yin QQ, Ma LN, Zhou AW, Wang LS, Yao M, Xia Q, Chen GQ. Cbx4 Governs HIF-1a to Potentiate Angiogenesis of Hepatocellular Carcinoma by Its SUMO E3 Ligase Activity. Cancer Cell, 2014, 25(1): 118-131.

2. Duan CW, Shi J, Chen J, Wang B, Yu YH, Qin X, Zhou XC, Cai YJ, Li ZQ, Zhang F, Yin MZ, Tao Y, Mi JQ, Li LH, Enver T, Chen GQ, Hong DL. Leukemia Propagating Cells Rebuild an Evolving Niche in Response to Therapy. Cancer Cell, 2014, 25(6): 778-793.

3. Liu CX, Yin QQ, Zhou HC, Wu YL, Pu JX, Xia L, Liu W, Huang X, Jiang T, Wu MX, He LC, Zhao YX, Wang XL, Xiao WL, Chen HZ, Zhao Q, Zhou AW, Wang LS, Sun HD, Chen GQ. Adenanthin targets peroxiredoxin I and II to induce differentiation of leukemic cells. Nat Chem Biol, 2012, 8(5): 486-493.

4. Liu W, Guo M, Xu YB, Li D, Zhou ZN, Wu YL, Chen Z, Kogan SC, Chen GQ. Induction of tumor arrest and differentiation with prolonged survival by intermittent hypoxia in a mouse model of acute myeloid leukemia. Blood, 2006, 107(2): 698-707.

5. Song LP, Zhang J, Wu SF, Huang Y, Zhao Q, Cao JP, Wu YL, Wang LS, Chen GQ. Hypoxia-inducible factor-1alpha-induced differentiation of myeloid leukemic cells is its transcriptional activity independent. Oncogene, 2008, 27(4): 519-527.

6. Peng ZG, Zhou MY, Huang Y, Qiu JH, Wang LS, Liao SH, Dong S, Chen GQ. Physical and functional interaction of Runt-related protein 1 with hypoxia-inducible factor-1alpha. Oncogene, 2008, 27(6): 839-847.

7. Jiang Y, Xue ZH, Shen WZ, Du KM, Yan H, Yu Y, Peng ZG, Song MG, Tong JH, Chen Z, Huang Y, Lübbert M, Chen GQ. Desferrioxamine induces leukemic cell differentiation potentially by hypoxia-inducible factor-1 alpha that augments transcriptional activity of CCAAT/enhancer-binding protein-alpha. Leukemia, 2005, 19(7): 1239-1247.

8. Zhao KW, Li X, Zhao Q, Huang Y, Li D, Peng ZG, Shen WZ, Zhao J, Zhou Q, Chen Z, Sims PJ, Wiedmer T, Chen GQ. Protein kinase Cdelta mediates retinoic acid and phorbol myristate acetate-induced phospholipid scramblase 1 gene expression: its role in leukemic cell differentiation. Blood, 2004, 104(12): 3731-3738.

9. Zhao KW, Li D, Zhao Q, Huang Y, Silverman RH, Sims PJ, Chen GQ. Interferon-alpha-induced expression of phospholipid scramblase 1 through STAT1 requires the sequential activation of protein kinase Cdelta and JNK. J Biol Chem, 2005, 280(52): 42707-42714.

10. Song MG, Gao SM, Du KM, Xu M, Yu Y, Zhou YH, Wang Q, Chen Z, Zhu YS, Chen GQ. Nanomolar concentration of NSC606985, a camptothecin analog, induces leukemic-cell apoptosis through protein kinase Cdelta-dependent mechanisms. Blood, 2005, 105(9): 3714-3721.

● 重要科技奖项

1. 2012. 何梁何利科学与技术进步奖 . 医学、药学奖 . 个人奖励 .

2. 白血病细胞分化与凋亡的新机制 . 2010. 国家自然科学二等奖 .

3. 全国优秀博士学位论文指导教师 . 2009.

4. 白血病细胞生命活动规律的新发现 . 2008. 上海市自然科学一等奖 .

5. 白血病细胞分化和凋亡新机制的提出与发展 . 2005. 上海市科学技术进步一等奖 .

6. 白血病细胞分化与凋亡新机制的提出与发展 . 2005. 中华医学科技一等奖 .

7. 三氧化二砷单用或联合全反式维甲酸治疗急性早幼粒细胞白血病作用机制及临床研究 . 2004. 中华医学科技一等奖 .

8. 上海市自然科学牡丹奖 . 2004.

9. 中国青年科技奖 . 2004.

10. 全反式维甲酸和三氧化二砷治疗恶性血液疾病的分子机制研究 . 2000. 国家自然科学二等奖 .

● 学术成就概览

自从我国学者发现全反式维甲酸通过诱导分化治疗急性早幼粒白血病（属于急性髓系白血病的一种亚型）以来，各种类型的急性髓系白血病和肿瘤细胞分化的分子机制和治疗策略一直是国际上重要的研究热点问题。20 世纪 90 年代中期，陈国强教授作为主要骨干之一，为氧化砷治疗急性早幼粒白血病的机制研究做出了重要贡献。1997 年，他获得国家杰出青年科学基金后，独立带领他的团队，继续从事急性白血病细胞分化和凋亡的病理生理和治疗学基础研究，取得了系列新的系统性和创新性研究成果。他率先发现低氧能够诱导多种类型的急性髓系白血病细胞分化，并在随后的 10 年时间内系统揭示了其分子机制。在获得这些原创发现的基础上，他又在国际上发现了第一个通过调控过氧化物还原酶，诱导白血病细胞分化的天然小分子化合物——腺花素，被评价为"草堆中找根针（Finding the Needle in the Haystack）"般发现药物靶标的范例。这些系统性的原创工作为白血病治疗提供了新的药物靶点和治疗思路，具有明显应用前景，产生了重要国际影响。迄今，陈国强发表 SCI 论文 100 余篇。他作为独立或主要通讯作者发表的 50 余篇研究论文中，在白血病专业杂志排名前两位的 *Blood* 和 *Leukemia* 各 4 篇和 8 篇，*Cancer Cell* 2 篇，*Nature Chemical Biol* 和 *J Natl Cancer Inst* 各 1 篇，另有 14 篇发表在其它 IF ＞5 的国际学术杂志上。此外，他作为第一作者发表 5 篇。他的论文被他人引用 4 000 余次。其中，他作为通讯和第一作者的论文被他引 3 000 余次。他多次受邀在国际学术会议上做大会报告。作为第一发明人获得 4 项发明专利。2010 年，作为第一完成人获国家自然科学二等奖，2012 年获何梁何利科技进步奖。

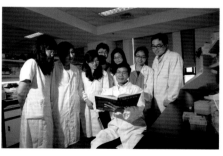
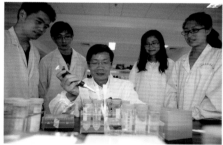

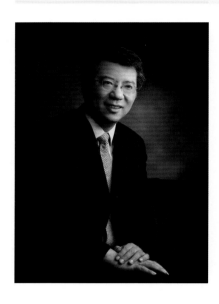

邵志敏

专业
肿瘤学

专业技术职称
教授，博导

工作单位与职务
复旦大学附属肿瘤医院，主任
复旦大学肿瘤研究所，所长

● 主要学习经历

1980.09－1985.07 · 上海医科大学临床医学　学士

1987.09－1990.06 · 上海医科大学肿瘤学　研究生

● 主要工作经历

1985.07－1990.07 · 上海医科大学肿瘤医院　外科医师

1996.01－1998.07 · 上海医科大学肿瘤医院　副教授

1998.07－ 至今　·复旦大学附属肿瘤医院　教授，博导

2000.08－2005.12 · 复旦大学附属肿瘤医院　乳腺外科主任

2002.05－ 至今　·复旦大学乳腺癌研究所　所长

2006.01－ 至今　·复旦大学附属肿瘤医院　大外科主任，乳腺外科主任

2012.08－ 至今　·复旦大学肿瘤研究所　所长

● 重要学术兼职

2013.12－ 至今　·中国抗癌协会乳腺癌专业委员会第七届委员会　名誉主任委员

2013.12－ 至今　·中华医学会肿瘤学分会第十届委员会　副主任委员

2014.09－ 至今　·上海抗癌协会乳腺癌专业委员会　名誉主任委员

● 代表性论文，著作

1. Jiang YZ, Yu KD, Bao J, Peng WT, Shao ZM. Favorable Prognostic Impact in Loss of TP53 and PIK3CA Mutations after Neoadjuvant Chemotherapy in Breast Cancer. Cancer Res, 2014.

2. Zuo W, Yu KD, Shao ZM. Reply to comparative analysis of GATA3 mutation profiles between Asian and Western patients with breast cancer: Is there really a difference? Cancer, 2014.

3. Jiang YZ, Yu KD, Peng WT, Di GH, Wu J, Liu GY, Shao ZM. Enriched variations in TEKT4 and breast cancer resistance to paclitaxel. Nat Commun, 2014, 5: 3802.

4. Zheng YZ, Cao ZG, Hu X, Shao ZM. The endoplasmic reticulum stress markers GRP78 and CHOP predict disease-free survival and responsiveness to chemotherapy in breast cancer. Breast Cancer Res Treat, 2014, 145(2): 349-358.

5. Yu KD, Shao ZM. Survival benefit from response-guided approach: a direct effect of more effective cytotoxic regimens or an indirect effect of chemotherapy-induced amenorrhea? J Clin Oncol, 2014, 32(12): 1282-1283.

6. Jiang YZ, Yu KD, Zuo WJ, Peng WT, Shao ZM. GATA3 mutations define a unique subtype of luminal-like breast cancer with improved survival. Cancer, 2014, 120(9): 1329-1337.

7. Yu SJ, Hu JY, Kuang XY, Luo JM, Hou YF, Di GH, Wu J, Shen ZZ, Song HY, Shao ZM.(2013) MicroRNA-200a promotes anoikis resistance and metastasis by targeting YAP1 in human breast cancer. Clin Cancer Res, 2013, 19(6): 1389-1399.

8. Yu KD, Zhu R, Zhan M, Rodriguez AA, Yang W, Wong S, Makris A, Lehmann BD, Chen X, Mayer I, Pietenpol JA, Shao ZM, Symmans WF, Chang JC. Identification of prognosis-relevant subgroups in patients with chemoresistant triple-negative breast

cancer. Clin Cancer Res, 2013, 19(10): 2723-2733.

9. Sheng Chen, Yi-Zhou Jiang, Liang Huang, Ruo-Ji Zhou, Ke-Da Yu, Yin Liu, and Zhi-Ming Shao (2013) The Residual Tumor Autophagy Marker LC3B Serves as a Prognostic Marker in Local Advanced Breast Cancer after Neoadjuvant Chemotherapy. Clin Cancer Res, 2013, 19: 6853-6862.

10. Yu KD, Zhou Y, Liu GY, Li B, He PQ, Zhang HW, Lou LH, Wang XJ, Wang S, Tang JH, Liu YH, Wang X, Jiang ZF, Ma LW, Gu L, Cao MZ, Zhang QY, Wang SM, Su FX, Zheng H, Li HY, Tang LL, Sun SR, Liu JP, Shao ZM and Shen ZZ. A prospective, multicenter, controlled, observational study to evaluate the efficacy of a patient support program in improving patients' persistence to adjuvant aromatase inhibitor medication for postmenopausal, early stage breast cancer. Breast Cancer Res Treat, 2012, 134: 307-313.

● 重要科技奖项

1. 2013. 中国抗癌协会科技一等奖.
2. 2012. 教育部科学技术进步二等奖.
3. 2011. 上海市科技进步一等奖.
4. 2009. 教育部科学技术进步一等奖.
5. 2009. 上海市科技进步二等奖.

● 学术成就概览

邵志敏，教授，博士生导师，现任复旦大学附属肿瘤医院乳腺外科主任兼大外科主任，复旦大学肿瘤研究所和乳腺癌研究所所长，上海市乳腺肿瘤重点实验室主任，上海市乳腺癌临床医学中心主任，中国抗癌协会专业委员会名誉主任委员，上海市抗癌协会乳腺癌专业委员会主任委

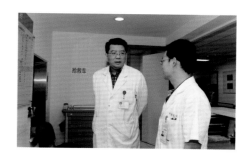

员，并曾担任第八届亚洲乳腺癌协会主席，2013 年 St.Gallen 乳腺癌大会专家团成员。

邵志敏教授为首批"长江学者奖励计划"特聘教授（1999 年），国家杰出青年基金获得者（2000 年），2004 年获卫生部突出贡献中青年专家称号，2005 年获上海市"十大"科技精英和上海市卫生系统领军人物，2006 年荣膺中国工程院光华青年奖，2008 年获全国五一劳动奖章，还是上海市卫生系统百名重点学科带头人和首届"明治乳业生命科学"杰出奖获得者。

他长期从事乳腺癌的临床和基础研究，在建立和优化临床多学科综合治疗模式、开展社区乳腺癌高危女性的筛查和监控、推广个体化规范化诊治、以及在乳腺肿瘤基础转化性研究等领域成就卓著。先后主持国家杰青基金、国家自然科学基金、十五攻关课题、卫生部临床重点项目、"863"项目、"211"工程、"985"课题、"973"子项目等 30 余项。其所领衔的研究成果多次获得国家科技进步二等奖（2004 年，第一完成人）、教育部和上海市科技进步一等奖（2009 年、2012 年，第一完成人）等。

邵志敏教授带领一支年轻创新的队伍走乳腺肿瘤临床和基础相结合之路，临床规模达到国内一流水准，基础研究跻身世界先进行列，入选教育部创新团队（2012 年）。带教过 40 余名硕士、博士和博士后研究生，在国内外肿瘤专业杂志上发表乳腺癌研究论文 350 余篇，被 *Nat Rev Cancer*、*Nat Commun*、*Lancet Oncol*、*Cancer Res*、*PloS Genet* 等国际一流 SCI 期刊收录 200 余篇，平均影响因子 4.5 分，被世界医学文献引用逾 3 500 次。他被公认为国内和国际乳腺癌领域的权威，主编中国抗癌协会乳腺癌诊疗指南，并向全国超过 89 个医疗单位推广；还是第 13 届 St Gallen 全球乳腺癌大会的专家团成员，参与制定全球乳腺癌指南。

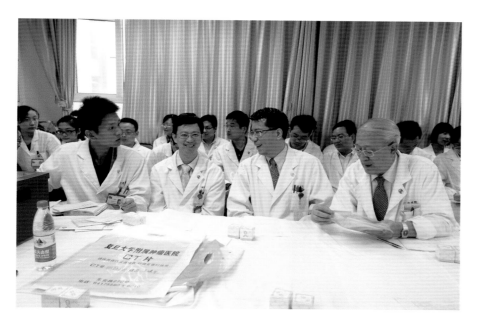

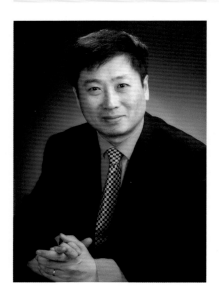

房静远

专业

内科学

专业技术职称

教授，主任医师

工作单位与职务

上海交通大学医学院附属仁济医
院大内科主任兼消化科主任

上海市消化疾病研究所长

上海市重中之重消化内科
临床医学中心主任

上海市临床质控中心主任

卫生部内科消化重点实验室主任

主要学习经历

1981.08－1984.07 · 山东济宁医学院医疗系

1987.08－1990.07 · 南京中医药大学和南京医科大学合作培养中西医结合　硕士

1993.08－1996.07 · 上海第二医科大学消化内科　博士

1998.08－1999.06 · 美国康州大学医学院　进修

1999.08－2001.11 · 美国 NIH/NCI　博士后

2004.01－2004.12 · 美国密歇根大学肿瘤中心　客座研究

主要工作经历

1984－1987 　　　· 江苏徐州市第一医院　医师

1990－1993 　　　· 江苏徐州市第一医院　主治医师

1996.08－ 至今 　· 上海交通大学医学院附属仁济医院　先后任副主任医师、教授，主任医师，所长，科主任等

重要学术兼职

2013.12－ 至今 　· 中华医学会消化病学分会　常委兼副秘书长和肿瘤组组长

2010.06－ 至今 　· 中国医师协会消化医师分会　常委

2013.06－ 至今 　· 上海市消化学会　主任委员

2013.12－ 至今 　· *GI Tumor*　共同主编

2010.01－ 至今 　· 中华医学杂志　编委

代表性论文，著作

1. Fang JY, Richardson BC. The MAPK signaling pathway and human colorectal cancer. Lancet Oncol, 2005, 6(5): 322-327.

2. Su WY, Li JT, Cui Y, Hong J, Du W, Wang YC, Lin YW, Xiong H, Wang JL, Kong X, Gao QY, Wei LP, Fang JY. Bidirectional regulation between WDR83 and its natural antisense transcript DHPS in gastric cancer. Cell Res, 2012, 22(9): 1374-1389.

3. Du W, Wang S, Zhou Q, Li X, Chu J, Chang Z, Tao Q, Ng E, Fang JY, Sung JJY, Yu J. ADAMTS9 is a functional tumor suppressor through inhibiting AKT/mTOR pathway and associated with poor survival in gastric cancer. Oncogene, 2013, 32(28): 3319-3328.

4. Chen HM, Yu YN, Wang JL, Lin YW, Kong X, Yang CQ, Yang L, Liu ZJ, Yuan YZ, Liu F, Wu JX, Zhong L, Fang DC, Zou WP, Fang JY. Decreased dietary fiber intake and structural alteration of gut microbiota in patients with advanced colorectal adenoma. Am J Clin Nutr, 2013, 97(5): 1044-1052.

5. Lin YW, Ren LL, Xiong H, Du W, Yu YN, Sun TT, Weng YR, Wang JL, Wang YC, Cui Y, Sun DF, Han ZG, Shen N, Zou WP, Xu J, Cao WB, Hong J, Fang JY. Role of STAT3 and vitamin D receptor in EZH2-mediated invasion of human colorectal cancer. J Pathol, 2013, 230(3): 277-290.

6. Xu J, Zhou X, Wang J, Li Z, Kong X, Qian J, Hu Y, Fang JY. RhoGAPs Attenuate Cell Proliferation by Direct Interaction with p53 Tetramerization Domain. Cell Reports, 2013, 3(5): 1526-1538.

7. Kong X, Qian J, Chen LS, Wang YC, Wang JL, Weng YR, Zhao SL, Hong J, Cheng YX, Zou W, Xu J, Fang JY. Synbindin in

ERK spatial regulation and gastric cancer aggressiveness. JNCI, 2013, 105(22): 1738-1749.

8. Qian J, Kong X, Deng N, Tan P, Chen H, Wang J, Li Z, Hu Y, Zou W, Xu J, Fang JY. OCT1 is a determinant of synbindin-related ERK signaling with independent prognostic significance in gastric cancer. Gut, 2014, 0:1–13. doi:10.1136/gutjnl-2013-306584.

9. Hu Y, Chen HY, Yu CY, Xu J, Wang JL, Qin J, Zhang X, Fang JY. A long non-coding RNA signature to improve prognosis prediction ofcolorectal cancer. Oncotarget, 2014, 5(8): 2230-2242.

10. Wang JL, Qian J, Hu Y, Kong X, Chen H, Shi Q, Jiang L, Wu C, Zou W, Chen Y, Xu J, Fang JY. ArhGap30 promotes p53 acetylation and function in colorectal cancer. Nat comm., 2014, 5: 4735.

11. Hu Y, Wang JL, Qian J, Kong X, Tang JT, Wang YC, Chen HY, Hong J, Zou W, Chen YX, Xu J, Fang JY. Long non-coding RNA GAPLINC regulates CD44-dependent cell invasiveness and is associated with poor prognosis of gastric cancer. Cancer Res, 2014, DOI:10.1158/0008-5472 CAN-14-0686.

12. 房静远. 消化系疾病的药物临床研究和治疗学. 北京：人民卫生出版社，2007.

13. 房静远. 消化性溃疡. 北京：科学出版社，2010.

14. 房静远. 仁济医院消化内科讲座. 河南：郑州大学出版社，2005.

15. 房静远. 消化系疾病的基础与临床进展. 上海：上海科学技术文献出版社，2005.

● 重要科技奖项

1. 叶酸和丁酸盐在胃肠癌发生与预防中的作用. 2008. 国家科技进步二等奖. 第1完成人.

2. 叶酸和丁酸盐在胃肠癌发生与预防中的作用. 2007. 中华医学科技一等奖. 第1完成人.

3. 表观遗传修饰在胃癌发生与预防中的作用. 2005. 上海市科技进步一等奖. 第1完成人.

4. 胃肠癌发生与预防中表观遗传修饰和相关信号通路的作用. 2013. 教育部高校科学研究优秀成果（科技进步）一等奖. 第1完成人.

5. 增殖相关信号通路和表观遗传修饰与胃肠癌的发生、预警和预防. 2014. 上海市科技进步一等奖. 第1完成人.

● 学术成就概览

房静远教授主要从事消化系肿瘤发生和预防中的表观遗传修饰与信号通路的相关研究。在 NSFC 杰青、NSFC 重点、国际合作重大和面上及"973"和"863"课题及卫生公益行业基金等项目的资助下，他们课题组首先发现叶酸干预慢性萎缩性胃炎而减少癌变可能的机制与维持 DNA 甲基化有关。作为国内多中心临床研究的首席科学家承担了研究项目，证明丁酸盐和钙剂等可预防大肠肿瘤的发生。特别是去年发表了叶酸一级

预防大肠腺瘤发生的多中心 RCT 试验取得了满意的效果；发表论文于美国 AACR 机关刊物 *Cancer Prev Res*，该期刊主编在 2014 新年寄语中点评我们的研究："相对于过去研究未发现叶酸预防腺瘤再发（二级预防），该 RCT 研究证明叶酸可预防腺瘤初次发生（一级预防），且基础叶酸水平较低者预防效果更佳。显示叶酸尽早应用具有预防价值。"哈佛大学医学院 Edward L Giovannucci 教授在论文中对本研究进行引用和评述"一项近期由中国完成的研究表明，对于基础叶酸水平比较低的人群，每天 1 000 微克的叶酸摄入能够显著降低腺瘤发生"。

身为国务院学位委员会学科评议组成员和国家自然科学基金委咨询委员，他在同行中享有较高的学术声誉和具有较高的学术影响。发表 SCI 论文全文 130 篇（第1或通讯作者发表 112 篇），包括 *Science*、*Lancet Oncol*、*Gastroenterology*、*JNCI*、*Gut*、*J Virol*、*J Immunol*、*Carcinogenesis*、*JBC*、*Neoplasia*、*J Pathol*、*Int J Cancer*、*Am J Clin Nutr*、*Mol Cancer Ther* 等。主编和副主编专著 6 部，其中主编并出版了国内首部表观遗传的专著《表型遗传修饰与肿瘤》（上海科技出版社）和第一副主编《肿瘤表遗传学》（科学出版社，2011 年第一版）。第一完成人获国家发明专利（信号通路与大肠癌预防）授权 3 项。以第1完成人获 2008 年国家科技进步二等奖、2013 年教育部高校科学研究优秀成果奖（科技进步）一等奖、2007 年中华医学科技一等奖和 2005 年与 2014 年上海市科技进步一等奖。他不仅获得较多的科研荣誉（包括国家杰青、教育部长江学者特聘教授、卫生部"突贡"、教育部新世纪百千万人次工程国家级人选、上海市科技精英、上海市优秀学科带头人等），还率领研究团队成为 2011 年教育部"创新团队"，并成为 2014 年国家自然科学基金创新研究群体。

房教授本身的学术影响使他成为国际期刊 *GI Tumor* 的共同主编（另一共同主编为德国学者 Peter.Malfertheiner 教授）。2014 年 8 月 30 日，他作为主席主办第 7 届上海国际消化病会。

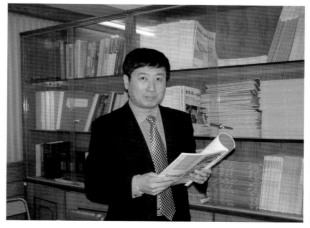
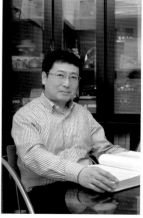

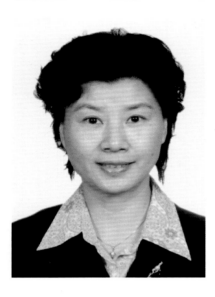

贾伟平

专业

内科学

专业技术职称

教授、主任医师

工作单位与职务

上海市第六人民医院院长

● 主要学习经历

1975.09—1978.07・西安医学院

1990.09—1993.07・西安医学院　硕士

2001.09—2003.07・上海第二医科大学　博士

● 主要工作经历

2006.01— 至今　・上海市糖尿病研究所　所长，教授，主任医师

2008.01— 至今　・上海市糖尿病临床医学中心　主任，主任医师

2010.11— 至今　・上海市糖尿病重点实验室　主任，教授

2011.01— 至今　・上海市第六人民医院　院长，教授，主任医师

● 重要学术兼职

2012.12— 至今　・中华医学会糖尿病学分会　候任主任委员

2013.02— 至今　・中国医师协会上海市医师协会　副会长

2009.11— 至今　・亚洲糖尿病学会　理事

2013.01— 至今　・《中华内科杂志》　主编

2012.09— 至今　・《中华医学杂志》　副总编辑

● 代表性论文，著作

1. Hu C, Zhang R, Wang C, Ma X, Wang C, Fang Q, Bao Y, Xiang K, Jia W. A genetic variant of G6PC2 is associated with type 2 diabetes and fasting plasma glucose level in the Chinese population. Diabetologia, 2009, 52: 451-456.

2. Hu C, Zhang R, Weihui Yu, Wang J, Wang C, Pang C, Ma X, Bao Y, Xiang K, Jia W. CPVL/CHN2 genetic variant is associated with diabetic retinopathy in Chinese type 2 diabetic patients. Diabetes, 2011, 60(11): 3085-3089.

3. Li H, Gao Z, Zhang J, Ye X, Xu A, Ye J, Jia W. Sodium butyrate stimulates expression of fibroblast growth factor 21 in liver by inhibition of histone deacetylase 3. Diabetes, 2012, 61(4): 797-806.

4. Yu W, Hu C, Zhang R, Wang C, Qin W, Lu J, Jiang F, Tang S, Bao Y, Xiang K, Jia W. Effects of KCNQ1 polymorphisms on the therapeutic efficacy of oral antidiabetic drugs in Chinese patients with type 2 diabetes. Clin Pharmacol Ther, 2011, 89: 437-442.

5. Bao Y, Ma X, Li H, Zhou M, Hu C, Wu H, Tang J, Hou X, Xiang K, Jia W. Glycated haemoglobin A1c for diagnosing diabetes in Chinese population: cross sectional epidemiological survey. British Medical Journal, 2010, 340: c2249.

6. Zhou J, Li H, Ran X, Yang W, Li Q, Peng Y, Li Y, Gao X, Luan X, Wang W, Jia W. Reference values for continuous glucose monitoring in Chinese subjects. Diabetes Care, 2009, 32(7): 1188-1193.

7. Li H, Fang Q, Gao F, Fan J, Zhou J, Wang X, Zhang H, Pan X, Bao Y, Xiang K, Xu A, Jia W. Fibroblast growth factor 21 levels are increased in nonalcoholic fatty liver disease patients and are correlated with hepatic triglyceride. J Hepatol, 2010, 53: 934-940.

8. Li H, Dong K, Fang Q, Hou X, Zhou M, Bao Y, Xiang K, Xu A, Jia W. High serum level of fibroblast growth factor 21 is an independent predictor of non-alcoholic fatty liver disease: A 3-year prospective study in China. J Hepatol, 2013, 58(3): 557-563.

9. Bao Y, Lu J, Wang C, Yang M, Li H, Zhang X, Zhu J, Lu H, Jia W, Xiang K. Optimal waist circumference cutoffs for abdominal obesity in Chinese. Atherosclerosis, 2008, 201: 378-384.

10. Wang C, Hou X, Bao Y, Pan J, Zuo Y, Zhong W, Jia W, Xiang K. The metabolic syndrome increased risk of cardiovascular events in Chinese-A community based study. Int J Cardiol, 2010, 139: 159-165.

● 重要科技奖项

1. 2009.国家科技进步二等奖.排名第一.

2. 2004.国家科技进步二等奖.排名第二.

3. 2013.上海市科技进步一等奖.排名第一.

4. 2011.上海市科技进步一等奖.排名第一.

5. 2008.上海市科技进步一等奖.排名第一.

6. 2012.高等学校科学研究优秀成果奖科学技术进步一等奖.排名第一.

● 学术成就概览

贾伟平，主任医师、教授、博士生导师、"973"首席科学家。现任上海交通大学附属第六人民医院院长、上海市糖尿病临床医学中心主任、上海市糖尿病重点实验室主任和上海市糖尿病研究所所长。兼任中华医学会糖尿病学分会候任主任委员。近年来，主持"973"、国家自然基金重点项目等各类重大科研项目 20 余项；在国内外杂志发表论文 400 余篇，其中以第一或通讯作者发表 SCI 收录论文 100 余篇，包括 *BMJ*、*Diabetes*、*Journal of Hepatology*、*Diabetes Care*、*Diabetologia* 等。担任《中华内科杂志》总编辑、*Journal of Diabetes Investigation*、《中华医学

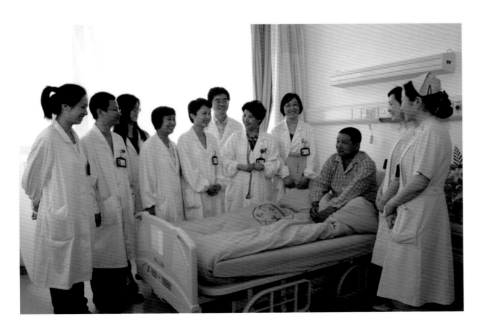

杂志》、《中华糖尿病杂志》副总编辑，*Lancet Diabetes & Endocrinology*、*Diabetes*、*Diabetes Technology Therapy*、*Chinese Medical Journal* 等期刊编委。上海市及卫生部各类奖项 15 项，其中以第一完成人获得 2009 年国家科技进步二等奖、2012 年育部高等学校科学研究优秀成果科技进步奖一等奖、2013 年、2011 年和 2008 年上海市科技进步一等奖。

主要成果和贡献：

1. 建立国家代谢性疾病生物样本库，开展 2 型糖尿病群体遗传学研究，发现了中国人 2 型糖尿病遗传新易感位点，推动 2 型糖尿病个体化分型与医疗

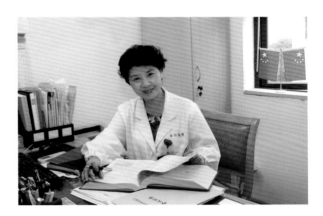

建立了标准化、国际化的国家代谢性疾病生物样本库，为 8 个 973、863 及支撑计划等项目提供了达数十万人次的样本，为新药开发建立了资源平台。

2. 创建系列糖尿病诊断、监测及预警新方法，提高糖尿病和高风险人群早期诊疗效率

（1）建立应用糖化血红蛋白（HbA1c）新的适合中国人糖尿病诊断的切点，提高了人群中糖尿病检出率。

（2）创建动态血糖监测新技术的正常人参考值，推动血糖监测新技术的临床应用。

（3）发现预测糖尿病高风险人群的新血清生物标记物，提供疾病早期预警新方法。

3. 建立适用于中国人的腹型肥胖诊断标准，为糖尿病及心血管疾病高危人群筛查提供手段　创建医院－社区糖尿病一体化管理模式，提高了实际人群的糖尿病控制有效率，为解决糖尿病防控转化医学中的世界难题做出了方向性探索

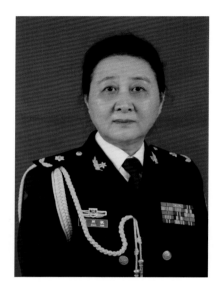

夏照帆

专业

外科学

专业技术职称

主任医师、教授

工作单位与职务

第二军医大学长海医院
烧伤外科 科主任

● 主要学习经历

1972.09－1976.06 ・第一军医大学军医系　学员

1982.02－1985.02 ・第二军医大学烧伤外科　硕士

1985.02－1988.02 ・第二军医大学烧伤外科　博士

1990.01－1994.03 ・美国 Texas 大学　博士后暨访问学者

● 主要工作经历

1976.06－1982.02 ・解放军第 92 医院普外科　医生

1985.02－1989.08 ・第二军医大学附属长海医院烧伤外科　主治医师，讲师

1989.08－1994.12 ・第二军医大学附属长海医院烧伤外科　副教授、副主任医师

1994.12－ 至今 ・第二军医大学附属长海医院烧伤外科　主任医师，教授

1994.12－ 至今 ・第二军医大学附属长海医院烧伤外科　硕士生导师

1996.06－ 至今 ・第二军医大学附属长海医院烧伤外科　博士生导师

1999.02－ 至今 ・第二军医大学附属长海医院烧伤外科　科主任

2006.03－ 至今 ・第二军医大学全军烧伤研究所　所长

2008.01－ 至今 ・第二军医大学附属长海医院上海市烧伤急救中心　主任

2010.12－ 至今 ・第二军医大学全军重点实验室　主任

2013.12－ 至今 ・中国工程院院士

● 重要学术兼职

2011－ 至今 ・中华医学会烧伤外科学分会　主任委员

2010－ 至今 ・上海医学会烧伤外科专业委员会　主任委员

2000－ 至今 ・全军烧伤整形学术委员会　副主任委员

1992－ 至今 ・国际烧伤学会　执行委员

2009－ 至今 ・《中华烧伤杂志》　副总编辑

2013.04－ 至今 ・上海市烧伤外科临床质量控制中心　主任

● 代表性论文，著作

1. Li C, Li H, Jiang Z, Zhang T, Wang Y, Li Z, Wu Y, Ji S, Xiao S, Ryffel B, Radek K, Xia Z, Lai Y. Interleukin-33 increases antibacterial defense by activation of inducible nitric oxide synthase in skin. PLOS Pathogens, 2014, 10(2): e1003918.

2. Wang Y, Sun Y, Yang X, Ji S, Han S, Xia Z. Mobilised bone marrow-derived cells accelerate wound healing. Int Wound J, 2013, 10(4): 473-479.

3. Huang G, Ji S, Luo P, Liu H, Zhu S, Wang G, Zhou P, Xiao S, Xia Z. Accelerated expansion of epidermal kerat inocyte and

improved dermal reconstruction achieved by engineered amniotic membrane. Cell Transplantation, 2013, 22(10): 1831-1844.

4. Ben D, Yu X, Ji G, Zheng D, Lv K, Ma B, Xia Z. TLR4 Mediates Lung Injury and Inflammation in Intestinal Ischemia-Reperfusion. J Surg Res, 2012, 174(2): 326-333.

5. Lv K, Yu X, Bai Y, Zhu S, Tang H, Ben D, Xiao S, Wang G, Ma B, Xia Z. Role of inhibition of p38 mitogen-activated protein kinase in liver dysfunction after hemorrhagic shock and resuscitation. J Surg Res, 2012, 178(2): 827-832.

6. Ji S, Xiao S, Luo P, Huang G, Wang G, Zhu S, Wu M, Xia Z. An epidermal stem cells niche microenvironment created by engineered human amniotic membrane. Biomaterials, 2011, 32(31): 7801-7811.

7. Wei W, Ma B, Li H, Jia Y, Lv K, Wang G, Zhang J, Zhu S, Tang H, Sheng Z, Xia Z. Biphasic effects of selective inhibition of transforming growth factor _1 activin receptor-like kinase on LPS-induced lung injury. Shock, 2010, 33(2): 218-224.

8. Liu W, Tang H, Jia Y, Ma B, Fu J, Wang Y, Lv K, Xia Z. Notoginsenoside R1 attenuates renal ischemia-reperfusion injury in rats. Shock, 2010, 34(3): 314-320.

9. 葛绳德, 夏照帆. 现代烧伤外科手术并发症的预防与处理. 北京：中国协和医科大学出版社, 2008.

10. 葛绳德, 夏照帆. 临床烧伤外科学. 北京：金盾出版社, 2006.

● 重要科技奖项

1. 烧伤相关肺损伤系统控制技术的研究与应用. 2012. 国家科技进步二等奖. 第1完成人.

2. 烧创伤诱导的内源性损伤防治的基础与临床研究. 2008. 国家科技进步二等奖. 第1完成人.

3. 烧创伤相关肺损伤防治新策略的研究与应用. 2011. 上海市医学科技一等奖. 第1完成人.

4. 严重烧伤多发伤救治的基础研究与临床应用. 2008. 上海市科技进步一等奖. 第1完成人.

● 学术成就概览

夏照帆教授从医执教近四十年，始终致力于烧伤疾病的临床诊疗、教学和基础研究工作。20世纪80年代首次证明了烧伤休克细胞能量代谢障碍假说，通过细胞能量代谢治疗方法，弥补了传统治疗的不足。最早提出烧伤病人延迟复苏对人体重要脏器造成缺血再灌注损伤的三条病理途径，并提出补液与细胞保护并行的"F+C"复苏模式，有效降低了烧伤患者的死亡率。率先发现皮肤成纤维细胞释放的IL-6在烧伤患者全身炎症反应中的重要作用，为早期切痂防治脓毒症提供了理论依据。提出早期切痂、血液滤过等遏制全身炎症反应的脓毒症防治方案，有效降低了烧伤脓毒症的发生率。她是我国烧伤外科专业首位国家杰出青年基金获

得者、首位教育部【长江学者计划】特聘教授和人社部百千万人才工程国家级人选。

在工程技术方面的主要贡献如下：

1. 构建真皮替代模式，突破传统植皮手术瓶颈，减少了供皮区损害，有效提高了烧伤后瘢痕性关节功能不全的恢复率。获国际烧伤学会JFBI奖（2004年，是四个获奖者中唯一亚裔）和上海市科技进步一等奖（2008年，排名第一），获国家发明专利授权5项。

2. 制定序贯保护策略，减少了烧伤后多器官功能不全综合症（MODS）的发病和死亡，烧伤MODS防治效果领先国际。获国际医学磁共振学会青年科学家奖（1993年）、国家科技进步奖一等奖（2002年，排名第二）、国家科技进步奖二等奖（2008年，排名第一）、国家科技进步奖三等奖（1998年，排名第一）、中国高校十大科技进展（2003年，排名第一）。

3. 较早阐明了吸入性肺损伤和肺爆震伤的病理特征及临床规律，建立系统控制技术促进烧创肺损伤修复，显著提高了烧伤复合肺损伤的救治成功率，严重烧伤合并烧创肺损伤救治成功率显著高于美国。获国家科技进步奖二等奖（2012年，排名第一）、上海市医学科技一等奖（2011年，排名第一），获国家发明专利授权2项、实用新型专利授权2项。

先后主持国家科技支撑计划项目、国家自然科学基金重点项目和重大国际合作项目等国家级科研基金课题15项，发表SCI文章91篇，被 *Lancet, Nat Med, Nat Rev* 等SCI杂志正面他引547次；主编专著《临床烧伤外科学》、《现代烧伤外科手术并发症的预防和处理》、《微型皮片移植技术的临床转化与探索》、《生物核磁共振》，主编《烧伤外科学高级教程》。

此外还获得何梁何利基金科学与技术进步奖（2013年）、五洲女子临床医学科研创新奖（2010年）、中国人民解放军院校育才金奖（2010年）、黎鳌烧伤医学一等奖（2008年）、中国人民解放军杰出专业技术人才奖（2008年）等；被评为全国首批巾帼模范医师、全国优秀科技工作者、全国三八红旗手、上海市科技精英、上海市十佳医师、上海市医学领军人才、全军高层次创新型领军人才、总后勤部科技金星等，荣立个人二等功2次。

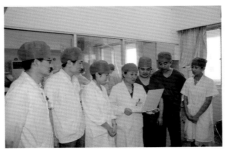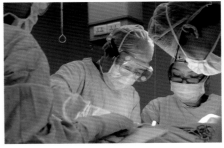

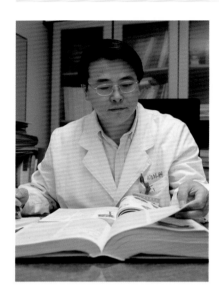

徐志云

专业

外科学

专业技术职称

主任医师、教授

工作单位与职务

上海长海医院胸心外科 科主任

● 主要学习经历

1979.09－1984.07 ● 第二军医大学军医系 学士
1987.09－1989.07 ● 第二军医大学第一附属医院胸心外科 硕士
1989.09－1992.07 ● 第二军医大学第一附属医院胸心外科 博士
1998.05－2000.03 ● 美国俄勒冈 Starr 心脏中心 Clinical Fellow

● 主要工作经历

1984.08－1987.09 ● 第二军医大学第一附属医院胸心外科 住院医师
1992.08－1993.12 ● 第二军医大学第一附属医院胸心外科 主治医师，讲师
1993.12－1997.09 ● 第二军医大学第一附属医院胸心外科 副主任医师，副教授
1997.09－ 至今 ● 第二军医大学第一附属医院胸心外科 主任医师，教授
1998.05－2002.09 ● 第二军医大学第一附属医院胸心外科 科室副主任
2002.09－ 至今 ● 第二军医大学第一附属医院胸心外科 科室主任
2002.09－ 至今 ● 第二军医大学第一附属医院胸心外科医院 院长

● 重要学术兼职

2013.05－ 至今 ● 上海市心脏大血管学会 主任委员
2002.12－ 至今 ● 中华医学会胸心外科学分会 委员
2005.01－ 至今 ● 中国人民解放军胸心血管外科专业委员会 副主任委员
2012.01－ 至今 ● 中国医师协会心血管外科医师分会及大血管、心脏瓣膜病学组 副总干事、副主任委员
2011.01－ 至今 ● 中央军委保健委员会 会诊专家

● 代表性论文，著作

1. Pleiotropic effects of transforming growth factor-β 1 on pericardial interstitial cells. Implications for fibrosis and calcification in idiopathic constrictive pericarditis. J Am Coll Cardiol, 2011, 57(15): 1634-1635. (IF: 14.292)

2. Supra-annular aortic replacement in Behcet's disease: a new surgical modification to prevent valve detachment. Int J Cardiol, 2011, 149(3): 385-386. (IF: 7.078)

3. Implantation of sinoatrial node cells into canine right ventricle: biological pacing appears limited by the substrate. Cell Transplant, 2011, 20(11-12): 1907-1914. (IF: 6.204)

4. Hydrogen as additive of HTK solution fortifies myocardial preservation in grafts with prolonged cold ischemia. Int J Cardiol, 2013, 167(2): 383-390. (IF: 5.509)

5. MSCs transfected with hepatocyte growth factor or vascular endothelial growth factor improve cardiac function in the infarcted porcine heart by increasing angiogenesis and reducing fibrosis. Int J Cardiol, 2013, 167(6): 2524-2532. (IF: 5.509)

6. Autologous biological pacing function with adrenergic-responsiveness in porcine of complete. heart block. Int J Cardiol, 2013. (IF: 5.509)

7. Characteristics of pericardial interstitial cells and their implications in pericardial fibrocalcification. J Mol Cell Cardiol, 2012, 53(6): 780-789. (IF: 5.148)

8. Valve repair with autologous pericardium for organic lesions in rheumatic tricuspid valve disease. Ann Thorac Surg, 2009, 87(3): 726-730. (IF: 3.644)

9. Acute type A dissection without intimal tear in arch: Proximal or extensive repair? J Thorac Cardiovasc Surg, 2013. (IF: 3.526)

10. 主编. 心脏瓣膜外科学. 2010.

● 重要科技奖项

1. 2001. 国家科技进步二等奖. 排名第三.
2. 2009. 军队医疗成果一等奖. 排名第一.
3. 2012. 军队医疗成果一等奖. 排名第一.
4. 2013. 上海市医学科技一等奖. 排名第一.
5. 2013. 上海市科技进步二等奖. 排名第一.
6. 2010. "十一五"军队医学科技重大成果奖. 排名第一.
7. 2005. 上海市科技进步二等奖. 排名第一.

● 学术成就概览

徐志云，男，1961 年 10 月生，主任医师、教授、博士生导师。现任第二军医大学第一附属医院胸心外科医院院长和国家重点学科胸心外科主任、全军胸心外科研究所副所长、上海市成人心血管病临床医学中心主任。现兼任全国胸心血管外科学会委员、全国心血管外科医师协会副总干事和大血管病学会副主任委员、全军胸心血管外科学会副主任委员、上海市心脏大血管外科学会主任委员。担任《中华外科杂志》、《中华胸心血管外科杂志》、《中华实验外科杂志》等 9 种杂志的编委及专业主编。同时担任全军医疗保健委员会会诊专家，受聘韩国高丽大学临床医学教授。

徐志云教授是我国著名的心血管外科专家，曾在国际著名的美国 Starr 心脏中心学习和工作 2 年。他不仅继承和发展了该单位蔡用之教授和张宝仁教授所创建的人造心脏瓣膜和心脏瓣膜外科治疗的优势和特色，而且在新型人造心脏瓣膜的研制、微创心脏瓣膜手术、心脏瓣膜成形术、疑难和复杂心脏瓣膜外科治疗方面做出了诸多创新性工作，特别是他创建了 3 种新的手术方法，有效地解决了临床难题，显著提高了手术效果，论文分别发表在本专业权威杂志。与此同时，徐志云教授在冠心病外科治疗领域，尤其是心脏瓣膜病合并冠心病的外科治疗也取得了显著的成绩。他迎难而上，不断创新，在胸主动脉瘤外科治疗领域取得了卓著的成绩，创新地应用多项新技术，使得胸主动脉瘤的手术死亡率有了显著的降低，成为我国胸部动脉瘤的主要治疗中心，其手术效果不仅位于国内前列，而且达到国际先进水平。鉴于他在心脏瓣膜病、冠心病和胸主动脉瘤外科领域出色的技术水平和成效，被韩国高丽大学分别于 2009 年和 2011 年 2 次聘为临床医学教授。

近年，徐志云教授承担国家"863"项目《可控式人造主动脉弓覆膜支架的研发与应用》已经完成研究，其产品已经进行临床试验阶段，这是拥有我国自主知识产权的高科技创新型产品，临床初步试用结果表明该产品可以显著提高急性主动脉夹层外科治疗的成功率，被誉为主动脉弓手术革命性技术。承担和完成了国家卫生部行业基金重大课题《心脏瓣膜病的规范化治疗研究》，已发表和完成了多篇高分值的 SCI 论文。同时还承担国家自然科学基金、军队十二五重点课题、上海市科委重大课题、上海市科委重点课题和国际合作项目等共 14 项，累计基金总额 2 000 余万元。获得国家发明专利 8 项，国家实用新型专利 16 项。共发表学术论文 165 篇，其中 SCI 论文 46 篇，单篇影响因子 14.29 分，影响因子 5 分以上共 10 篇。

学科发展平稳提升，目前已建立了四个亚学科：普胸外科、心脏瓣膜病外科、冠心病和大血管外科，年手术量达到 4 000 例以上。建立了一支以青年骨干为主的科技队伍，培养了多名优秀的学术带头人和亚学科负责人。所属实验室也已成为全军心脏外科转化医学重点实验室。

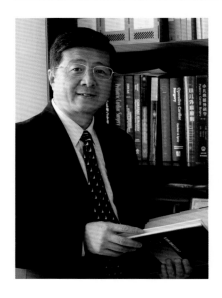

徐志伟

专业

儿科学

专业技术职称

主任医师

工作单位与职务

上海儿童医学中心心脏中心主任

● 主要学习经历

1973-1976 · 上海第二医科大学 儿科系

1976-1978 · 上海第二医科大学 研究生试点班

● 主要工作经历

1978-1999 · 上海新华医院 副主任

1999- 至今 · 上海儿童医学中心 主任

● 重要学术兼职

2007- 至今 · 中华医学会上海心胸外科学会 副主任委员

2006- 至今 · 中华医学会心胸外科学会 常务委员

2011- 至今 · 中国医师协会心血管外科医师分会 副会长

2009- 至今 · 中国医师协会先心病学术委员会 主任委员

● 代表性论文，著作

1. Zhi wei Xu, Weihao Li. One Stage Surgical Correction of Congenital Cardiac Disease and Congenital Tracheal Stenosis in Infants and Children. J CARD SURG, 2009, 24: 558-560.
2. Xu Zhi-wei. Shen Jia. Repair of Truncus Arteriosus: Choice of Right Ventricle Outflow Tract Reconstruction. J Card Surg, 2010, 25: 724-729.
3. 徐志伟, 等 . 小于 6 个月先天性心脏病患儿的外科治疗 . 中华小儿外科杂志 , 2008, 29(2): 74-77.
4. 徐志伟, 等 . Double-Switch 手术纠治房室连接不一致的复杂先天性心脏病 , 中华胸心血管外科杂志 , 2008, 24(4): 233-235.
5. 徐志伟 . 大动脉转换术后瓣膜反流的危险因素分析 . 中华小儿外科杂志 , 2009, 30(12): 827-831.
6. 徐志伟, 等 . 快速二期大动脉转位术后的左心室功能和主动脉瓣反流的远期随访 . 中国胸心血管外科临床杂志 , 2010, 17(6): 445-449.
7. 徐志伟, 等 . 快速二期大动脉转位术的左心室功能判断 . 中华外科杂志 , 2011, 2(49): 158-161.
8. 小儿心脏手术学 . 北京：人民军医出版社 , 2006.
9. 先天性心脏病疑难手术图谱 . 北京：人民军医出版社 , 2010.
10. 小儿先天性心脏病诊治手册 . 北京：人民卫生出版社 , 2009.

● 重要科技奖项

1. 2004. 上海医学科技二等奖 . 排名第一 .
2. 2004. 中华医学科技三等奖 . 排名第一 .
3. 2005. 国家科技进步二等奖 . 排名第三 .
4. 2005. 上海市临床医疗成果三等奖 . 排名第一 .

5. 2007. 上海市科技进步三等奖. 排名第三.

6. 2011. 上海市科技进步一等奖. 排名第一.

● 学术成就概览

作为一名小儿心脏外科专家,徐志伟教授精勤不倦,博极医源,不断开拓,勇于创新,在上海儿童医学中心开展了多项新手术。其中包括:1999 年采用大动脉转位纠治右心室双出口(Taussig-Bing)在国内首次报道(中华心胸血管外科杂志,2001, 17:132);2000 年国内首创复杂先心伴气管狭窄,在体外循环下同时行气管矫形和先心纠治手术获得成功(中华小儿外科杂志,2003, 30:490);2002 年 9 月年采用大动脉转换术成功纠治出生后 11 小时的完全性大动脉错位,为国内该类手术的最小手术年龄,并于 2004 年再次成功纠治出生后 6 小时的完全性大动脉错位;2002 年国内开创了双调转术治疗纠正型大动脉错位(中华心胸血管外科杂志,2003, 19:134)。2003 年国内首创快速二期大动脉转位术,填补了国内空白。(中国胸心血管外科临床杂志,2004, 11:12-15);2004 年采用主动脉移位术纠治婴幼儿完全性大动脉错位伴室间隔缺损肺动脉狭窄,减少了原手术方法的并发症。(中华胸心血管外科杂志,2006, 22:79);近年来新开展了,ROSS+KONO 手术,双动脉根部调转术等。

参加学科研究课题多项,发表论文 90 余篇,其中第一作者发表论文 70 余篇,发表在国外或中华杂志 41 篇,主编《小儿心脏手术学》,《先天性心脏病疑难手术图谱》,《小儿先天性心脏病诊治手册》等,参编专著 15 部。作为博士生导师,培养硕士生 9 名,博士生 11 名,2000 年获得上海临床医疗成果一等奖。01 年上海市临床医疗成果一等奖,03 年上海市临床医疗成果二等奖,04 年上海医学科技二等奖,2004 年中华医学科技三等奖,2005 年国家科技进步二等奖,2005 年上海市临床医疗成果三等奖,2007 年上海市科技进步三等奖,2008 年第四界年会中国医师协会心血管外科医师奖(金刀奖)获得者等。

1997 年入选上海卫生系统培养学科带头人的"百人计划";2001-2003 年获上海市劳动模范称号;2004 年获上海市卫生局先进工作者,上海市卫生系统"十佳医生";2005 年入选上海市领军人才培养计划。目前担任中华医学会上海心胸外科学会 副主任委员、中华医学会心胸外科学会常务委员、中国医师协会心血管外科医师分会副会长、中国医师协会先心病学术委员会主任委员。

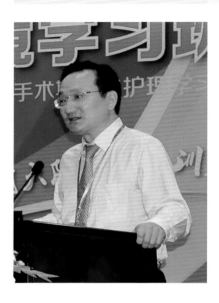

徐建光

专业

外科学

专业技术职称

教授、博导

工作单位与职务

上海中医药大学校长

上海中医药研究院院长

● 主要学习经历

1980.07–1985.07 • 上海医科大学医学系临床医学专业　医学学士

1987.08–1990.07 • 上海医科大学研究生院　医学硕士

1995.09–1998.07 • 上海医学大学研究生院　医学博士

1992.06–1992.07 • 美国夏威夷，洛杉矶，旧金山等手外科显微外科中心　访问学者

1994.10–1995.02 • 香港大学医学院解剖学系神经分子生物学实验室　访问学者

1997.01–1997.02 • 美国纽约大学加州分校医学中心康复研究中心　访问学者

2002.06–2002.09 • 美国哈佛大学医学院　高级访问学者

2006.06–2006.08 • 美国哈佛大学公共卫生学院　中国卫生发展与改革国际高级研修班学员

● 主要工作经历

1985.08–1992 • 上海医科大学附属华山医院手外科　住院医师，主治医师

1992–1996.11 • 上海医科大学附属华山医院手外科　副教授，硕士生导师

1996.11– 至今 • 上海医科大学附属华山医院手外科　教授

1997.03– 至今 • 复旦大学研究生院　博士生导师

1997.03–1999.03 • 复旦大学附属华山医院　党委副书记

1999.03–2003.12 • 复旦大学附属华山医院　副院长

2003.12–2008 • 复旦大学附属华山医院　院长

2007.08–2008.10 • 上海市卫生局　局长，党委书记

2008.10–2013.03 • 上海市卫生局、上海市食品药品监督管理局、中共上海市卫生局委员会、中共上海市食品药品监督管理局委员会　局长、副书记

2012.05– 至今 • 中共上海市委　委员

2013.03–2014.02 • 上海市卫生和计划生育委员会　主任

2014.02– 至今 • 上海中医药大学，上海市中医药研究院　校长，院长

● 重要学术兼职

2004–2010 • 中华医学会手外科学分会　主任委员

2004–2011 • 上海市医学会手外科专业委员会　主任委员

2009–2012 • 中华医学会显微外科学会　副主任委员

2013– 至今 • 上海市医师协会　会长

2004– 至今 • 中华手外科杂志　副主编

代表性论文，著作

1. Lin S, Xu L, Hu S, Zhang C, Wang Y, Xu J. Optimal time-point for neural stem cell transplantation to delay denervated skeletal muscle atrophy. Muscle Nerve, 2013, 47: 194-201.

2. Lu J, Xu J, Xu W, Xu L, Fang Y, Chen L, et al. Combined nerve transfers for repair of the upper brachial plexus injuries through a posterior approach. Microsurgery, 2012, 32: 111-117.

3. Jiang J, Yao P, Gu Y, Xu L, Xu J, Tan H. Adult rat mesenchymal stem cells delay denervated muscle atrophy. Cell Mol Neurobiol, 2012, 32: 1287-1298.

4. Chen L, Huang HW, Gu SH, Xu L, Gu YD, Xu JG. The study of myogenin expression in denervated human skeletal muscles. J Int Med Res, 2011, 39: 378-387.

5. Jiang J, Lv Z, Gu Y, Li J, Xu L, Xu W, Xu J, et al. Adult rat mesenchymal stem cells differentiate into neuronal-like phenotype and express a variety of neuro-regulatory molecules in vitro. Neurosci Res, 2010, 66: 46-52.

6. Gu SH, Xu WD, Xu L, Li XK, Ochiya T, Wang Y, Xu J, et al. Regenerated host axons form synapses with neurons derived from neural stem cells transplanted into peripheral nerves. J Int Med Res, 2010, 38: 1721-1729.

7. Gu S, Shen Y, Xu W, Xu L, Li X, Zhou G, Xu J, et al. Application of fetal neural stem cells transplantation in delaying denervated muscle atrophy in rats with peripheral nerve injury. Microsurgery, 2010, 30: 266-274.

8. Xu L, Gu YD, Xu JG, et al. Contralateral C7 Transfer Via Prespinal and Retropharyngeal Route to Repair Brachial Plexus Root Avulsion: A Preliminary Report. Neurosurgery, 2008, 63(3): 553-559.

重要科技奖项

1. 全长膈神经移位与颈7移位治疗臂丛根性撕脱伤. 2004. 上海市医学科技奖一等奖，第2完成人；上海市科技进步一等奖，第2完成人；中华医学科技奖一等奖，第2完成人；教育部科技进步一等奖，第2完成人.

2. 全长膈神经移位与颈7移位治疗臂丛根性撕脱伤. 2005. 国家科技进步二等奖. 第2完成人.

3. 臂丛损伤后手功能重建的临床和基础研究. 2012. 上海医学科技一等奖. 第2完成人.

4. 臂丛损伤后手功能重建的新方法研究和临床应用. 2012. 上海市科技二等奖. 第2完成人.

5. 臂丛损伤后手功能重建的新方法研究及其应用. 2012. 高等学校科研优秀成果奖－科技进步二等奖. 第2完成人.

6. 臂丛损伤后手功能重建的新方法研究及其应用. 2013. 上海市科技进步二等奖. 第2完成人.

学术成就概览

徐建光教授师承中国工程院顾玉东院士，是我国自主培养的手外科专业人才。曾连续两届担任中华医学会手外科学分会主任委员，任第七届中华医学会显微外科学会副主任委员。是手外科新一代的领军人物。

1. 健侧颈7移位术的改进　健侧颈7移位术是顾玉东院士于1986年首创，该术式在臂丛损伤治疗中有里程碑意义，曾获得国家发明二等奖。徐建光教授等对健侧颈7移位进行了系统的基础和实验研究，并在临床应用中进行改良。他发现颈7神经前后根组成成份不同，其中前股感觉神经较多，后股运动神经较多，并在临床中开展了选择性健侧颈7束组移位术。这个改进不仅可以根据功能重建需要而定，同时可以减少供体损失，供受体神经吻合良好。他还开展了经椎体前、食管后健侧颈7移位术，减少了动力和受体神经间距离，减小移植神经长度，提高疗效。徐建光教授对健侧颈7移位术的贡献使他获得了2005年度国家科技进步二等奖（第二完成人）。

2. 首创胸腔镜下全长膈神经切取　顾玉东院士于1970年首创膈神经移位术。徐建光教授等在顾玉东院士指导下，首创性地运用胸腔内镜技术切取全长膈神经，再移位修复远端受区神经，最大限度地恢复了神经功能。填补了国际上该领域的空白。徐建光教授由于在这部分工作中的贡献而获得2004年上海市医学科技奖一等奖，上海市科技进步一等奖，中华医学科技奖一等奖，教育部科技进步一等奖等（第二完成人）。

3. 脑功能重塑和延缓骨骼肌失神经萎缩的研究　徐建光教授等通过对健侧颈7移位术后脑功能重组现象，进一步从中枢层面探索重塑与功能恢复的关系。首次发现周围神经通路改变可以诱发跨大脑两半球的功能重塑。认为可以通过人为干预脑重塑来改善周围神经移位手术的预后，希望从中枢层面突破目前周围神经损伤诊治的瓶颈。徐建光教授等通过实验研究，系统观察神经干细胞在体内的存活、分化等，发现神经干细胞移植可以有效延缓失神经支配后肌肉萎缩程度，发现神经干细胞在体内分化而来的神经元可以逐渐形成突触前膜，在维持突触后膜中发挥重要作用，并可以与靶肌肉重新形成新的突触联系，新形成的突触具有传递神经电信号和神经递质的功能，这些功能的建立对于更有效发挥外部刺激的作用具有重要意义。

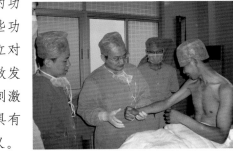
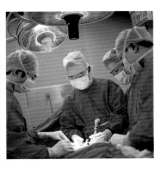

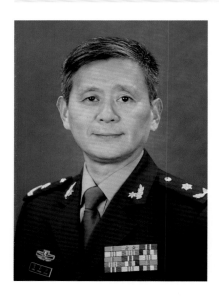

凌昌全

专业

中西医结合临床

专业技术职称

主任医师、教授

工作单位与职务

第二军医大学长海中医医院院长

● 主要学习经历

1978.02—1982.12 · 上海中医学院，中医学　学士

1986.09—1989.07 · 上海中医学院，中医内科学　硕士

1989.09—1992.07 · 上海中医药大学，中西医结合　博士

● 主要工作经历

1974.12—1978.02 · 中国人民解放军 89802 部队　卫生员

1982.12—1988.06 · 中国人民解放军第 546 医院　住院医师

1989.09—1994.12 · 第二军医大学第一附属医院中医科　住院医师、副主任医师、主任医师

1995.01—2011.12 · 第二军医大学第一附属医院中医科　主任

2004.07—2011.12 · 第二军医大学中医系　主任

2009.06—2011.12 · 第二军医大学第一附属医院　副院长

2012.06— 至今　 · 第二军医大学长海中医医院　院长

● 重要学术兼职

2008.04— 至今　 · 中国中西医结合学会　副会长

2008.12— 至今　 · 国务院学位委员会第六届学科评议组中西医结合组　委员

2008.09— 至今　 · 中华中医药学会肿瘤分会　副主任委员

2006.07— 至今　 · 全军中医药学会　副会长

2011.12— 至今　 · 上海市中西医结合学会理事会　副会长

● 代表性论文，著作

1. Titanate-Silica Mesostructured Nanocables Synthesis, Structural Analysis and Biomedical Applications. Nanotechnology, 2010, 21: 065604. （通讯作者 , IF: 3.6）

2. Ginsenoside Rg1, a Novel Glucocorticoid Receptor Agonist of Plant Origin, Maintains Glucocorticoid Efficacy with Reduced Side Effects. The Journal of Immunology, 2011, 187: 942-950. （通讯作者 , IF: 5.7）

3. Hepatic iron stores are increased as assessed by magnetic resonance imaging in a Chinese population with altered glucose homeostasis. The American Journal of Clinical Nutrition, 2011, 94: 1012-1019. （通讯作者 , IF: 6.6）

4. Development of optimized aav3 serotype vectors. Gene Therapy, 2012, 19: 375-384. （通讯作者 , IF: 3.7）

5. Identification of cyclin B1 and Sec62 as biomarkers for recurrence in patients with HBV-related hepatocellular carcinoma after surgical resection. Molecular Cancer, 2012, 11: 39. （通讯作者 , IF: 3.9）

6. Limitations of Encapsidation of Recombinant Self-Complementary Adeno-Associated Viral Genomes in Different Serotype Capsids and Their Quantitation. Human Gene Therapy Methods, 2012, 23: 225-233. （通讯作者 , IF: 4.2）

7. Hepatoprotective Activity of the Total Saponins fromActinidia valvata Dunn Root against Carbon Tetrachloride-Induced Liver

Damage in Mice. Evidence-Based Complementary and Alternative Medicine, 2012, Article ID 216061 13pages. (通讯作者, IF: 4.7)

8. Metabolic Profiling Study of Yang Deficiency Syndrome in Hepatocellular Carcinoma by 1H NMR and Pattern Recognition. Evidence-Based Complementary and Alternative Medicine, 2012, Article ID 843048 6pages. (通讯作者, IF: 4.7)

9. Natural Products for liver Diseases：Basic, Clinical, and Translational Research. Evidence-Based Complementary and Alternative Medicine, 2012, Article ID 794343 2pages. (第一作者, IF: 4.7)

10. Total Saponin from Root of Actinidia valvata Dunn Inhibits Hepatoma 22 Growth and Metastasis In Vivo by Suppression Angiogenesis. Evidence-Based Complementary and Alternative Medicine, 2012, Article ID 432814 6pages. (通讯作者, IF: 4.7)

● 重要科技奖项

1. 人参皂苷新作用靶点及其临床应用. 2011. 国家科技进步二等奖.

2. 原发性肝癌患者舌象的模式识别与临床应用. 2012. 中华中医药学会科学技术二等奖.

3. 本科生导师制指导模式的构建与实践研究. 2011. 上海市教育科学优秀成果三等奖.

● 学术成就概览

凌昌全，男，1957 年 7 月生，安徽怀宁人，中共党员，博士，专业技术二级教授、主任医师、博士生导师。现任第二军医大学长海中医医院院长、解放军中医肿瘤研究所所长、国务院学位委员会第六届学科评议组成员（中西医结合专业）、中华中医药学会肿瘤分会副主任委员、全国西医院校中医教育研究会副秘书长、上海市中西医结合学会副会长、上海市中西医结合学会肿瘤专业委员会主任委员等职务。2013 年获军队院校育才金奖，2012 年被评为全国优秀科技工作者，2008 年当选军队科技"银星"，2007 年获军队中医药"国医名师"，2005 年入选上海市医学领军人才，2004 年被评为上海市名中医，2001 年获国家自然科学基金委杰出青年基金资助，1998 年入选上海市科委优秀学科带头人培养计划，1997 年入选上海市卫生系统百名优秀学科带头人培养计划。

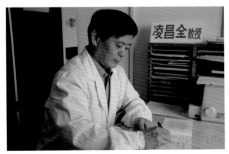
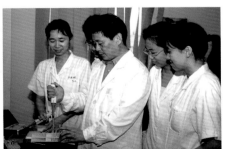

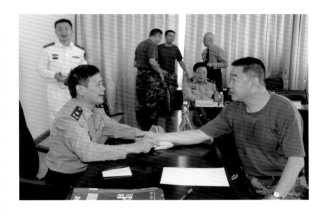

凌昌全教授是国内外知名中西医结合防治肿瘤领域专家，在中医药防治肿瘤尤其是肝癌领域积累了丰富的临床经验，做出了突出贡献，为数以万计的肿瘤患者提高生活质量、延长生存期作出了积极的贡献。他结合中医药本身的特色和优势，先后研制出"甘枣宁"营养麦糊、"四生汤口服液"等传统中药制剂，发明了中药斑蝥素缓释剂局部注射治疗肝癌的新技术，以及抗缺氧、抗疲劳、抗应激军特药—复方苋参口崩片。先后承担国家科技部"十一五"科技支撑计划、国家杰出青年基金、国家自然基金重点项目、国家自然科学基金重大国际合作项目、上海市科委基础重点项目等 33 项科研课题，资助总经费达 2 922.5 万元。主编著作 6 部，以第一作者或通讯作者在国内外学术杂志上发表论文百余篇，其中 SCI 期刊收录 34 篇，单篇最高影响因子 11.4 分，总影响因子 107.2 分。以第一完成人获得国家科技进步二等奖、中华中医药学会科学技术二等奖、中国中西医结合学会科学技术一等奖、上海市科技进步一等奖、上海市科技进步二等奖、军队科学技术进步二等奖、上海市医学科技三等奖、上海市优秀发明二等奖各 1 项，以第一发明人获批国家发明专利授权 5 项。

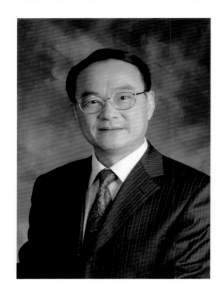

黄 钢

专业

核医学

专业技术职称

教授，主任医师

工作单位与职务

上海健康医学院院长

● 主要学习经历

1978.09−1983.07 · 南京铁道医学院　学士

1985.09−1988.07 · 上海医科大学研究生院　硕士

1998.07−2001.07 · 德国 Dresden 大学医学院　博士

● 主要工作经历

1983.07−1985.08 · 南京铁道医学院附院　住院医师

1988.07−1990.03 · 上海医科大学附属中山医院核医学科　主治医师

1990.03−1994.03 · 分别在法国和意大利工作学习　访问学者

1994.03−1997.03 · 上海医科大学附属中山医院核医学科　副教授

1997.03−2004.05 · 上海第二医科大学附属仁济医院核医学科　分别任主任医师、教授、博士生导师，科主任，医院副院长

2004.05−2006.07 · 上海第二医科大学（上海交大医学院）　校长助理（院长助理）

2006.07−2015.03 · 上海交通大学医学院　副院长，教授，博士生导师

2015.03− 至今　 · 上海健康医学院　院长

● 重要学术兼职

2011−2014 · 中华医学会核医学分会　主任委员

2013− 至今 · 上海医学会医学教育分会　主任委员

2013.11− 至今 · 亚洲核医学学院　院长

2013− 至今 · 上海市医师协会　副会长

· 同时担任中国医师协会、中国医疗设备装备协会等协会核医学分会的副会长

· 同时担任 *Nucl. Sci. & Tech.*、《中华核医学杂志》、《中华生物医学工程杂志》、《上海医学教育》、《高等医学教学研究》等多本杂志副主编

● 代表性论文，著作

1. Using a yeast two-hybrid system to identify FTCD as a new regulator for HIF-1 α in HepG2 cells. Cellular Signalling, 2014.

2. PIM2 phosphorylates PKM2 and promotes Glycolysis in Cancer Cells. Journal of Biological Chemistry, 2013.

3. GAR Is Correlated with Maximal Standardized Uptake Value on FDG-PET and Survival in Non-Small Cell Lung Cancer. PLoS ONE, 2013, 8(12): e80576.

4. Inhibition of lipolysis by mercaptoacetate and etomoxir specifically sensitize drug-resistant lung adenocarcinoma cell to Paclitaxel. PLoS ONE, 2013, 8(9): e74623.

5. 18F-FDG-PET evaluation of treatment response to neo-adjuvant therapy in patients with locally advanced rectal cancer. Int. J Cancer, 2012, 131(11): 2604-2611.

6. Diagnostic value of fecal tumor M2-pyruvate kinase for CRC screening. Int. J. Cancer, 2012, 131(8): 1837-1845.

7. Knockdown of lactate dehydrogenase A suppresses tumor growth and metastasis of human hepatocellular carcinoma. FEBS JOURNAL, 2012, 279(20): 3898-3910.

8. Is FDG PET/CT cost-effective for pre-operation staging of potentially operative non-small cell lung cancer? - From Chinese healthcare system perspective. EUROPEAN JOURNAL OF RADIOLOGY, 2012, 81(8): E903-E909.

9. Is 18F-FDG PET accurate to predict neoadjuvant therapy response in breast cancer? Breast Cancer Research and Treatment, 2012, 131(2): 357-369.

10. A CRE that binds CREB and contributes to PKA-dependent regulation of the proximal promoterofhuman RAB25 gene。The International Journal of Biochemistry & Cell Biology, 2011, 43: 348-357.

11. 核医学 . 北京：人民卫生出版社，2010.

12. 影象核医学 . 北京：人民卫生出版社，2010.

13. 分子影像与核医学—临床病例解析 . 上海：上海科技出版社，2010.

14. OUTLINE OF NUCLEAR MEDICINE. 北京：高等教育出版社，2005.

15. 心脏核医学 . 上海：上海科技出版社，2011.

● 重要科技奖项

1. 正电子发射断层扫描 PET 核医学装备系统的研制与国产化（编号：2013-J-235-2-03-R02）. 2013. 国家科技进步二等奖 .

2. 正电子发射断层显像技术的转化研究和国产化应用（编号：201201046）. 2012. "华夏医疗科技奖" 一等奖 .

3. C-13 呼气试验检测仪器和试剂的国产化研究与临床应用 . 2006. 上海市医学科技一等奖 .

● 学术成就概览

黄钢，医学博士，教授，博士生导师，上海交通大学医学院副院长，上海交通大学中国医院发展研究院执行院长，临床核医学研究所所长；兼任中华核医学会主委，亚洲核医学学院院长，上海医学教育学会主委，*NUCL. SCI. & TECH.*、《中华核医学杂志》、《中华生物医学工程杂志》、《上海医学教育》、《高校医学教育》等 5 本国内外专业杂志副主编，*Plos One*，*Am J Nucl Med & Mol images*，*The World Journal of Meta-Analysis*，等 20 余本专业杂志学术编委；国家大型医疗设备评价核心专家及国家超大型医疗设备全寿命管理与评价课题组组长。曾入选上海市 "百人计划"、上海市优秀学科带头人计划、上海市卫生系统青年管理十杰和 "银蛇奖"、2005 年首批入选上海市医学领军人才及上海市领军人才，2002 年被评为卫生部有突出贡献的中青年专家称号，2008 年获得上海市重点学科带头人（上海市影像医学核医学重点学科），2011 年荣获 "宝钢优秀教师奖"，2013 年以影像医学学科带头人及负责人身份成功获国家临床重点专科建

设计划。至今在国内外杂志上发表论文二百余篇，其中 SCI 或 EI 收录论文 80 余篇，其中在 *Cell Metabolism*（IF:16）发表的论文获得较高的关注。申请并获得专利 10 余项，主编医学院校规划教材及专著包括八年制教材《核医学》等 10 余本；先后指导及培养博士后、博士及硕士研究生 50 余名；以第一申请者多次获国家自然科学基金及重点项目、国家重大新药创制及 "973" 项目等 30 余项课题资助，先后获国家科技进步二等奖、教育部、卫生部、上海市科技进步奖及中华医学科技奖等十余项奖励，2012 年获得华夏医学科技一等奖。

突出性科研工作：

与大基医疗合作共同研发国产 PET 并成功应用于临床，该项目 2013 年度荣获国家科技进步二等奖及 2012 年度 "华夏医疗科技奖" 一等奖。课题组自 1995 年引进国内首台 PET，并消化吸收相关技术，2000 年开始研发国产 PET，历经 10 余年艰苦探索，成功研制出第一个获得国内产品注册证书的国产 PET，装备一系列具有中国特色简便实用的图像融合及定量分析软件，极大丰富了国产 PET 的临床应用范围，截至于 2013 年已有 17 台国产 PET 应用于临床，相关设备硬件及软件申请或授权专利达 50 余项，发表 SCI 收录论文 100 余篇，从理论及实践上极大推进了我国 PET 研发实力、提高了自主知识产权的竞争力，已成功地降低了 PET 生产与应用成本。

作为中华医学会核医学分会的主委，推动中国核医学的国际化并争取更高的国际地位成为黄钢教授近年来的重要工作；组织和参加国际重要学术会议，发起国际或地区性学术与科研的合作研究，带领中国核医学走向国际舞台，为此，2013 年 11 月在印度孟买举行的亚洲核医学联盟理事会上，黄钢教授以高票当选第四届亚洲核医学学院的院长，这也是中国核医学第一次在国际性常设机构中担任的重要职位。

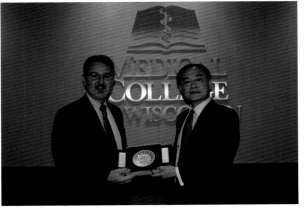
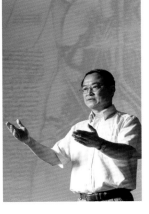

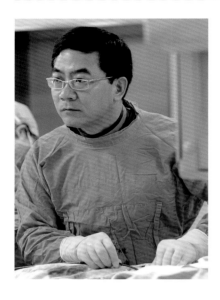

葛均波

专业
内科学
专业技术职称
教授
工作单位与职务
复旦大学附属中山医院 心内科主任、同济大学副校长

● 主要学习经历

1979.09−1984.07 · 山东省青岛医学院　学士
1984.09−1987.12 · 山东医科大学研究生部　硕士
1987.12−1990.01 · 复旦大学医学部研究生部　博士
1990.04−1993.02 · 德国美因兹大学　博士
1993.04−1994.03 · 德国 Essen 大学医学院　博士后

● 主要工作经历

1987.12−1988.02 · 山东省立医院　住院医师
1994.04−1999.03 · 德国 Essen 大学医学院　心内科导管室主任
1999.05−2002.06 · 复旦大学附属中山医院　副主任
　　　　　　　　 · 上海市心血管病研究所　副所长
2002.06−2009.09 · 复旦大学附属中山医院　主任
2009.10− 至今　 · 上海市心血管病研究所　副所长、所长
2013.12− 至今　 · 同济大学　副校长

● 重要学术兼职

2013.08　　　　 · 中华医学会心血管病学分会　候任主委
2013.02　　　　 · 中国医师协会全国医师定期考核心血管内科专业编辑委员会　主任委员

● 代表性论文，著作

1. Huang Z, Shen Y, Pei N, Sun A, Xu J, Song Y, Huang G, Sun X, Zhang S, Qin Q, Zhu H, Yang S, Yang X, Zou Y, Qian J, Ge J. The effect of nonuniform magnetic targeting of intracoronary-delivering mesenchymal stem cells on coronary embolisation. Biomaterials, 2013, 34(38): 9905-9916. (通讯作者 , IF: 7.604)

2. Zhang L, Lu Y, Jiang H, Zhang L, Sun A, Zou Y, Ge J. Additional use of trimetazidine in patients with chronic heart failure: a meta-analysis. J Am Coll Cardiol, 2012, 59(10): 913-922. (通讯作者 , IF: 14.156)

3. Zhang S, Zhao L, Shen L, Xu D, Huang B, Wang Q, Lin J, Zou Y, Ge J. Comparison of various niches for endothelial progenitor cell therapy on ischemic myocardial repair: coexistence of host collateralization and Akt-mediated angiogenesis produces a superior microenvironment. Arterioscler Thromb Vasc Biol, 2012, 32(4): 910-923. (通讯作者 , IF: 6.368)

4. Zhang F, Qian J, Dong L, Ge J. Super late stent thrombosis occurred at 8 years after drug-eluting stent implantation. Int J Cardiol, 2012, 159(3): e53-55. (通讯作者 , IF: 7.078)

5. Zou Y, Liang Y, Gong H, Zhou N, Ma H, Guan A, Sun A, Wang P, Niu Y, Jiang H, Takano H, Toko H, Yao A, Takeshima H, Akazawa H, Shiojima I, Wang Y, Komuro I, Ge J. Ryanodine receptor type 2 is required for the development of pressure overload-induced cardiac hypertrophy. Hypertension, 2011, 58(6): 1099-1110. (通讯作者 , IF: 6.207)

6. Wu X, Zou Y, Zhou Q, Huang L, Gong H, Sun A, Tateno K, Katsube K, Radtke F, Ge J, Minamino T, Komuro I. Role of

Jagged1 in arterial lesions after vascular injury. Arterioscler ThrombVasc, 2011, 31(9): 2000-2006. (IF: 6.368)

7. Gu X, Liu X, Xu D, Ge J , et al. Cardiac functional improvement in rats with myocardial infarction by up-regulating cardiac myosin light chain kinase with neuregulin. Cardiovasc Res, 2010, 88: 334-343. (通讯作者 , IF: 6.064)

8. Huang Z, Pei N, Wang Y, Ge J, et al. Deep magnetic capture of magnetically loaded cells for spatially targeted therapeutics. Biomaterials, 2010, 31: 2130-2140. (通讯作者 , IF: 7.404)

9. Ge J, Sun A, Vesa Paajaned, Wang S, Su C, Yang Z, Li Y, Wang S, Jia J, Wang K, Zou Y, Gao L, Wang K, Fan Z. Molecular and Clinical Characterization of a Novel SCN5A Mutation Associated With Atrioventricular Block and Dilated Cardiomyopathy. Circ Arrhythmia Electrophysiol, 2008, 1(2): 83-92. (通讯作者, IF: 6.462)

10. Zhang S, Ge J, Zhao L, Qian J, Huang Z, Shen L, Sun A, Wang K, Zou Y. Host vascular niche contributes to myocardial repair induced by intracoronary transplantation of bone marrow CD34⁺ progenitor cells in infarcted swine heart, Stem Cells, 2007, 25(5): 1195-1203. (通讯作者 , IF: 7.781)

● 重要科技奖项

1. 2006. 国家科技进步二等奖 .
2. 2011. 国家技术发明二等奖 .

● 学术成就概览

1. 冠状动脉疾病的血管内超声诊断

（1）提出血管内超声对易损斑块的判定指标：国际率先应用血管内超声评价斑块的影像学特征，提出了易损斑块的血管内超声量化标准（Heart 1999），该参数被采用为斑块稳定与否的判断标准，并被录入美国心血管专家 Eric J. Topol 的权威专著《急性冠脉综合征》教科书。

（2）发现心肌桥特异性影像学特征：运用血管内超声国际上首先发现了心肌桥的影像学特征—"半月现象"，研究结果被 *N Engl J Med* 等杂志引用 150 次，并被编入经典心血管病教科书 *Brauwald's Heart Disease* 和卫生部规划教材《内科学》。

2. 心血管疾病介入治疗策略的创新

（1）研制可降解涂层及"血管友好型"新型冠脉支架，降低支架内血栓发生率，引领我国冠脉介入治疗的"第四次革命"。

主持研制了国际首个可降解涂层新型冠脉支架，2006 年被评为国家"863 计划"新材料领域两项优秀研究成果之一。

在此基础上，2013 年他领导的团队进一步成功研制出国内首例完全可降解支架"XinsorbTM"，研究结果在国际最具影响力的心脏介入大会 Euro-PCR 上以特邀报告的形式公布。

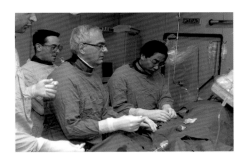

（2）推进治疗理念与技术革新，提升我国心血管病学科的学术影响 归国后，他积极推进心血管病治疗新理念和技术革新。建立全天候急诊冠脉介入治疗的"绿色通道"，使心肌梗死患者能在抵达医院后 90 分钟内得到有效治疗，成功率达到 95% 以上（*Int Heart J*, 2007），救治了数千名急性心肌梗死患者。2005 年他主持的中山医院心导管室作为国内唯一受邀单位，在美国心血管介入会议上进行手术实播，他采用的"逆行钢丝对吻技术"已成为治疗完全闭塞病变的经典术式（《冠状动脉慢性完全闭塞病变介入治疗》2009）。在此基础上发明的"逆行导丝捕获"（*Chin Med J*, 2008）和"反向逆行导丝捕获"技术（*Catheter Cardiovasc Interv*, 2009），进一步提高了慢性完全闭塞这一最具挑战性病变的手术成功率。近 5 年，他创造了我国心血管介入治疗领域的多项"第一"：2010 年成功实施国内首例经皮主动脉瓣置入术（TAVI）；2012 年 5 月，应用 MitraClip 完成国内首例经皮二尖瓣成型术（TMVR）；2013 年采用我国自主研发 VENUS-P 自膨胀瓣膜系统，成功实施国内首例经皮肺动脉瓣植入术（PPVI），2014 年完成国内首例经皮左心耳封堵术。上述一系列革新性治疗技术的临床应用，开创了我国心脏瓣膜性疾病微创治疗的先河，为尖端介入技术的推广应用做出突出贡献。

3. 动脉粥样硬化机制和细胞替代治疗的系列研究

（1）发现冠心病细胞替代治疗及细胞归巢和分化的新证据：他首次提出并验证了"梗死心肌硬度依赖性干细胞分化"理论（*J Cell Mol Med*, 2011; *J Cell Mol Med*, 2014），首次提出乙醛脱氢酶（ALDH2）突变失活人群特异的干细胞治疗策略，并阐明干细胞低氧生物学代谢新机制（*Arterioscler Thromb Vasc Biol*, 2014）。

（2）提出并验证树突状细胞参与动脉粥样硬化炎症免疫反应。

（3）建立动、静脉移植模型，揭示血流动力学致动脉粥样硬化的独立作用。至今共发表 SCI 收录的第一或通讯作者论文 167 篇，他引超过 3 000 次；作为第一完成人获国家科技进步奖二等奖、国家技术发明奖二等奖等科技奖励 14 项，主编专著 9 部；受聘 *JACC-Cardiovasc Interv* 和 *Eurointervention* 等杂志编委。担任 TOPIC（东京经皮介入心脏病大会）国际主席，BASICS（贝尔格莱德介入峰会）共同主席，多个国际心脏病大会的主席团成员，数十次受邀在国际会议上作主题演讲。

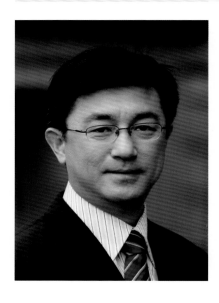

熊思东

专业

免疫学

专业技术职称

教授

工作单位与职务

复旦大学免疫生物学研究所所长、
苏州大学副校长

● **主要学习经历**

1984.09—1987.07 · 山西医学院微生物学　硕士

1989.11—1992.12 · 上海医科大学微生物学　博士

● **主要工作经历**

1987.07—1989.11 · 山西医学院微生物学教研室　教师

1992.12—1998.05 · 卫生部分子病毒学重点实验室　副主任，研究员

1998.05—2008.05 · 复旦大学上海医学院免疫学系　系主任，教授

1994.04—1994.10 · 法国 INSERM U271　博士后

1995.05—1998.05 · 美国 UCSD　访问学者

2005.09— 至今 · 复旦大学免疫生物学研究所　所长，教授

2009.05— 至今 · 苏州大学生物医学研究院　副校长、院长

● **重要学术兼职**

2008.09— 至今 · 中国免疫学会　常务理事

2007.09—2012.09 · 上海免疫学会　理事长

2007.09— 至今 · 中华微生物学与免疫学杂志　副总编

2007.09— 至今 · 免疫学杂志　副主编

2006.09— 至今 · 现代免疫学杂志　副主编

● **代表性论文，著作**

1. Gao B, Wang Y, Xu W, Li S, Li Q, Xiong S. Inhibition of histone deacetylase activity suppresses IFN-γ induction of tripartite motif 22 via CHIP-mediated proteasomal degradation of IRF-1. J Immunol, 2013, 191(1): 464-471.

2. Wen Z, Xu L, Chen X, Xu W, Yin Z, Gao X, Xiong S. Autoantibody induction by DNA-containing immune complexes requires HMGB1 with the TLR2/microRNA-155 pathway. J Immunol, 2013, 190(11): 5411-5422.

3. Zhang W, Zhou Q, Xu W, Cai Y, Yin Z, Gao X, Xiong S. DNA-dependent activator of interferon-regulatory factors (DAI) promotes lupus nephritis by activating the calcium pathway. J Biol Chem, 2013, 288(19): 13534-13550.

4. Weijuan Zhang, Wei Xu and Sidong Xiong. Macrophage Differentiation and Polarization via Phosphatidylinositol 3-Kinase/Akt -ERK Signaling Pathway Conferred by Serum Amyloid Component. J Immunol, 2011, 187; 1764-1777.

5. Gao B, Wang Y, Duan Z, Xu W, Xiong S. A 5' extended IFN-stimulating response element (5'eISRE) is crucial for IFN-γ - induced TRIM22 expression via interaction with IRF-1. J Immunol, 2010, 185; 2314-2323.

6. Zhang W, Xu W, Xiong S. Blockade of Notch1 signaling alleviates murine lupus via blunting macrophage activation and M2b polarization. J Immunol, 2010, 184(11): 6465-6478.

7. Gao B, Duan Z, Xu W, Xiong S. TRIM22 inhibits the activity of Hepatitis B virus (HBV) core promoter, which is dependent on nuclear-located RING domain. Hepatology, 2009, 50(2): 424-433.

8. Gong Y, Zhang R, Zhang J, Xu L, Zhang F, Xu W, Wang Y, Chu Y, Xiong S. -Dystroglycan is involved in positive selection of thymocytes by participating in immunological synapse formation. Faseb J, 2008, 22(5): 1426-1439.

9. Zhang J, Wang Y, Chu Y, Su L, Gong Y, Zhang R, Xiong S. Agrin is involved in lymphocytes activation that is mediated by alpha-dystroglycan. FASEB J, 2006, 20(1): 50-58.

10. Shen Y, Xu W, Chu Y, Wang Y, Liu Q, Xiong S. CVB3 infection up-regulates the expression of MCP-1 in cardiac myocytes which leads to enhanced migration of mononuclear cells in viral myocarditis (VMC). J. Virol, 2004, 78(22): 12548-12556.

● 重要科技奖项

1. 中国青年科技奖.

2. 香港求是科技基金会杰出青年学者奖.

3. 明治乳业生命科学杰出奖.

4. 集体奖：上海市科技进步一等奖. 1993；国家科技进步三等奖. 1995；国家教委科技进步一等奖. 1997；国家自然科学三等奖. 1997；全国优秀科技图书奖暨"科技进步奖（科技著作）"三等奖. 1999；上海市科技进步二等奖. 2010；第 12 届中国专利优秀奖. 2010.

5. 个人奖：上海市银蛇一等奖. 1995；霍英东教育基金（研究类）青年教师二等奖. 1998；第六届中国青年科技奖. 1998；宝钢教育基金优秀教师特等奖. 1999；香港求是科技基金会杰出青年学者奖. 2001；明治乳业生命科学杰出奖. 2005；上海市 2009 年十大科技进展. 2009；上海市十佳科技启明星. 1994；上海市新长征突击手. 1995；全国中青年医学科技之星. 1996；享受国务院特殊津贴. 1998；全国优秀留学回国人员. 1999；上海市统一战线为两个文明建设工作先进个人. 2001；复旦大学优秀研究生导师. 2005.

6. 人才计划：上海市青年科技启明星计划. 1993；国家教委首批跨世纪优秀人才计划. 1993；上海市卫生系统百人计划. 1998；国家自然科学基金委杰出青年计划. 1999；上海市卫生系统领军人物. 2005；上海市领军人才. 2006；江苏省"双创人才"计划. 2009；江苏省"333 高层次人才培养工程". 2012；苏州市紧缺人才计划. 2009.

● 学术成就概览

熊思东教授主要从事感染与免疫和自身免疫识别与自身免疫性疾病发病机制的研究。在感染与免疫研究中，主要关注乙型肝炎病毒和结核病。乙型肝炎病毒感染仍然是严重危害人民健康的严重传染性疾病，免疫机制在其发病和防治中扮演重要角色。我们的工作之一是在以往的工作基础上聚焦于固有免疫，在多项国家自然科学基金、973 项目的支持下，首次揭示了一新分子 TRIM22 在乙肝发病和治疗中的作用和机制，发现干扰素治疗乙肝的重要效应分子是 TRIM22，进一步阐述了干扰素通过 TRIM22 抗乙肝的信号通路，解释了慢性乙肝病人对干扰素治疗反应不一致的机制。研究结果发表于 *Hepatol*，*J Immunol*，*J Biol Chem* 等重要学术期刊，这对于全面了解乙肝发病机制十分重要，同时也为新型抗乙肝药物的研究提供了新靶点，在国际上有重大反响。

结核病是一古老疾病，但近年在我国发病上升迅速，已成为头号传染性疾病。结核病防治中一个最困难的世界难题是如何鉴别诊断结核的潜伏感染。鉴别诊断结核的潜伏感染对于传染源的控制以及降低结核的发病率和病死率都非常重要。在国家传染病重大专项的支持下，我们通过大规模 MicroRNA 筛选、蛋白质组和细胞因子谱研究，发现了 3 个可用于结核潜伏感染鉴别诊断的重要分子靶标，并对结核感染的免疫学特征进行了描记，在此基础上新型诊断试剂和针对结核潜伏感染的新型结核疫苗的研究取得重大进展。

我们另一研究工作是自身免疫识别和自身免疫病发病机制研究。在国家自然科学基金重大项目的支持下，我们在世界上首次以自身活化细胞来源的 dsDNA 在正常小鼠建立了系统性红斑狼疮（SLE）动物模型，证实活化细胞来源具有调亡和低甲基化特性的 dsDNA 是重要的自身免疫原。对 dsDNA 诱导 SLE 的分子机制、信号过程、可能的治疗策略进行了全面、原创性的研究，在国际上引起很大的反响。

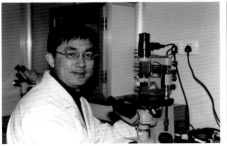
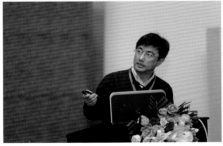

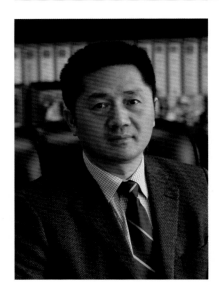

樊 嘉

专业

外科学

专业技术职称

教授

工作单位与职务

复旦大学附属中山医院院长

● 主要学习经历

1985.09－1987.07 · 南京铁道医学院　硕士

1992.09－1995.07 · 上海医科大学研究生院　博士

● 主要工作经历

1995.09－2013.11 · 复旦大学附属中山医院肝外科　科主任，主任医师

2013.11－ 至今　 · 复旦大学附属中山医院　院长

● 重要学术兼职

2015.01－ 至今　 · 中国医师协会外科分会肝脏外科医师委员会　主任委员

2013.11－ 至今　 · 中华医学会肿瘤分会　主任委员

2005.10－2013.11 · 中国抗癌协会肝癌专业委员会　主任委员

● 代表性论文，著作

1. Gao Q, Zhao YJ, Wang XY, et al. Activating mutations in PTPN3 promote cholangiocarcinoma cell proliferation and migration and are associated with tumor recurrence in patients. Gastroenterology, 2014, 146(5): 1397-1407.（通讯作者）
2. Sun YF, Xu Y, Yang XR, et al. Circulating stem cell-like EpCAM(+) tumor cells indicate poor prognosis of hepatocellular carcinoma after curative resection. Hepatology, 2013, 57(4): 1458-1468.（通讯作者）
3. Zhou SL, Dai Z, Zhou ZJ, et al. Overexpression of CXCL5 mediates neutrophil infiltration and indicates poor prognosis for hepatocellular carcinoma. Hepatology, 2012, 56: 2242-2254.（通讯作者）
4. Zhou J, Yu L, Gao X, et al. Plasma microRNA panel to diagnose hepatitis B virus-related hepatocellular carcinoma. J Clin Oncol, 2011, 29: 4781-4788.（通讯作者）
5. Shi YH, Ding ZB, Zhou J, et al. Targeting autophagy enhances sorafenib lethality for hepatocellular carcinoma via ER stress-related apoptosis. Autophagy, 2011, 7: 1159-1172.（通讯作者）
6. Ke AW, Shi GM, Zhou J, et al. CD151 amplifies signaling by integrin alpha6beta1 to PI3K and induces the epithelial-mesenchymal transition in HCC cells. Gastroenterology, 2011, 140: 1629-1641 e15.（通讯作者）
7. Shi GM, Ke AW, Zhou J, et al. CD151 modulates expression of matrix metalloproteinase 9 and promotes neoangiogenesis and progression of hepatocellular carcinoma. Hepatology, 2010, 52: 183-196.（通讯作者）
8. Ke AW, Shi GM, Zhou J, et al. Role of overexpression of CD151 and/or c-Met in predicting prognosis of hepatocellular carcinoma. Hepatology, 2009, 49: 491-503.（通讯作者）
9. Yang XR, Xu Y, Yu B, et al. High expression levels of putative hepatic stem/progenitor cell biomarkers related to tumour angiogenesis and poor prognosis of hepatocellular carcinoma. Gut, 2010, 59: 953-962.（通讯作者）
10. Gao Q, Qiu SJ, Fan J, et al. Intratumoral balance of regulatory and cytotoxic T cells is associated with prognosis of hepatocellular carcinoma after resection. J Clin Oncol, 2007, 25: 2586-2593.（通讯作者）

● 重要科技奖项

1. 肝癌肝移植术后复发转移的防治新策略及关键机制. 2012. 国家科技进步二等奖. 第1完成人.

2. 肝癌肝移植适应证优化及复发防治策略. 2011. 上海市科技进步一等奖. 第1完成人.

3. 肝癌门静脉癌栓形成机制及多模式综合治疗技术. 2008. 国家科技进步二等奖. 第1完成人.

● 学术成就概览

长期致力于提高肝癌临床治疗疗效与转移复发机制研究, 在肝癌门静脉癌栓及肝癌肝移植术后转移复发的临床防治上有重大突破, 在转移复发机制研究方面有重要创新, 对拓宽肝癌的临床治疗领域、拓展肝癌学科发展方向, 继续保持我国肝癌研究的国际领先地位做出了重要贡献。

个人完成各类复杂肝癌切除手术近8 000余例, 涵盖肝脏外科诸多高难度手术, 位居国际前列, 治愈了大量肝癌患者。国际上最早对门脉癌栓形成机制进行系统研究, 发现肿瘤血管生成、趋化因子作用、血小板活化等是其关键机制。首创肝癌门静脉癌栓多模式综合治疗技术, 使伴门静脉癌栓的晚期肝癌由不可治变为部分可治, 首创"肝癌切除、门静脉取栓、化疗泵植入＋术后门静脉肝素冲洗、持续灌注化疗＋经肝动脉化疗栓塞"等外科综合治疗技术, 使部分手术患者1、5年生存率分别提高了25.4%及10.2%, 达到76.8%和26.8%。成果获2008国家科技进步二等奖。

成功实施肝脏移植1 340余例, 其中包括亚洲首例成人肝心联合移植、上海市首例成人－成人右半肝活体肝移植、上海市第一、二例成人－儿童活体肝移植等。对肝癌肝移植进行了系统研究, 提出我国肝癌肝移植适应证－"上海复旦标准", 获得广泛认同。提出肝癌肝移植术后转移复发的防治新策略, 在国内外率先提出的术前利用肿瘤分子标记物、预测模型结合临床病理特征识别高转移复发风险病例、术后监测免疫功能指导个体化抗排斥用药、利用雷帕霉素结合索拉菲尼等措施防治移植术后肿瘤复发的综合策略, 成果获2012国家科技二等进步奖。

开展转化医学研究, 国内外首次发现血浆miRNA及分泌蛋白DKK1等新型肝癌早期诊断分子标记物; 在国内外率先系统开展肿瘤微环境调控肝癌转移复发的机制研究, 揭示了微环境中间质细胞、"干细胞样"肝癌细胞、肿瘤－基质相互作用等在转移复发中的作用。系列研究明确了微环境在肝癌转移复发中的关键作用和机制, 拓宽了肝癌基础研究的范畴和视野。

作为第一完成人获2012、2008年国家科技进步二等奖各1项、上海市科技进步一等奖2项等; 作为主要完成人获国家科技进步一等奖等共8项国家及省部级奖。近5年承担"十一五"国家科技支撑计划重大项目、"十一五"国家科技重大专项、国家自然科学基金重点项目及面上项目、上海市科委重大科技攻关课题等国家及省部级课题18项。近年来共发表论文550余篇, 包括在 *N Engl J Med*、*Nature Genetics* 等杂志发表SCI论文260余篇; 以第一或通讯作者（含共同第一及共同通讯）在 *Lancet Oncology*、*JCO* 等杂志发表SCI论文109余篇; 培养博士后、博士、硕士等44名, 获全国优秀博士论文1篇, 上海市优秀博士论文3篇。

曾荣获"2012年全国十佳优秀科技工作者"、2012年全国十大我最喜爱的健康卫士、"2012年上海市十佳医生"称号、"全国先进工作者"及"上海市先进工作者"称号、"卫生部有突出贡献中青年专家"、"上海市科技精英"、"上海市首批领军人才"、"上海市优秀学科带头人"、"上海市五一劳动奖章"、"上海市优秀发明选拔赛20年优秀发明人（共20人）"、上海市"技术创新能手"、"全国优秀教师－宝钢优秀教育奖"、"明治乳业生命科学奖优秀奖"、"励树雄教育卫生奖"等多项荣誉称号。

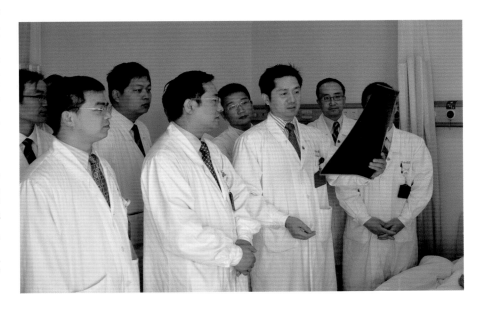

上海领军人才学术成就概览 · 医学卷

上海领军人才
学术成就概览·医学卷

2007年

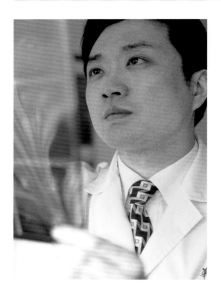

毛 颖

专业
外科学

专业技术职称
教授，博士生导师

工作单位与职务
复旦大学附属华山医院，主任医师

● 主要学习经历

1985.09－1992.06 · 上海第一医科大学医学系　学士
1996.09－1999.06 · 上海第一医科大学外科学系　博士

● 主要工作经历

1992.07－1996.12 · 复旦大学附属华山医院　住院医师
1997.01－2000.06 · 复旦大学附属华山医院　主治医师
2000.07－2003.11 · 复旦大学附属华山医院　副主任医师，副教授
2003.12－ 至今　 · 复旦大学附属华山医院　主任医师
2005.01－ 至今　 · 复旦大学附属华山医院　教授
2007.08－ 至今　 · 复旦大学上海医学院　授课教授
1997.01－1998.01 · 美国密歇根大学 Crosby 神经外科实验室　博士后
1998.09－1998.12 · 日本大阪市立大学医学部神经外科　访问助理教授
2005.03－2005.06 · 美国哈佛大学麻省总院神经外科　高级访问学者

● 重要学术兼职

2011.07－ 至今　 · 中国医师协会脑血管病外科专家委员会　主任委员
2012.11－ 至今　 · 中华医学会神经外科学分会　常委、脑血管病学组组长
2013.04－ 至今　 · 上海医学会神经外科学分会　主任委员
2008.03－ 至今　 · *Neurosurgery*　国际编委
2010.06－ 至今　 · *World Neurosurgery*　编委

● 代表性论文，著作

1. Zhao Y, Tan YZ, Zhou LF, Wang HJ, Mao Y. Morphological observation and in vitro angiogenesis assay of endothelial cells isolated from human cerebral cavernous malformations. Stroke, 2007, 38(4): 1313-1319.

2. Yao Y, Tao R, Wang X, Wang Y, Mao Y, Zhou LF. B7-H1 is correlated with malignancy-grade gliomas but is not expressed exclusively on tumor stem-like cells. Neuro Oncol, 2009, 11(6): 757-766.

3. Ma D, Zhang M, Chen L, Tang Q, Tang X, Mao Y, Zhou L. Hemangioblastomas might derive from neoplastic transformation of neural stem cells/progenitors in the specific niche. Carcinogenesis, 2011, 32(1): 102-109.

4. Song X, Zhou K, Zhao Y, Huai C, Zhao Y, Yu H, Chen Y, Chen G, Chen H, Fan W, Mao Y, Lu D. Fine mapping analysis of a region of 20q13.33 identified five independent susceptibility loci for glioma in a Chinese Han population. Carcinogenesis, 2012, 33(5): 1065-1071.

5. Wang H, Zhou M, Shi B, Zhang Q, Jiang H, Sun Y, Liu J, Zhou K, Yao M, Gu J, Yang S, Mao Y, Li Z. Identification of an exon 4-deletion variant of epidermal growth factor receptor with increased metastasis-promoting capacity. Neoplasia, 2011, 13(5): 461-471.

6. Zhu W, Mao Y. Combined supratentorial and infratentorial approaches for removal of petroclival meningiomas. World Neurosurg, 2011, 75(3-4): 422-423.

7. Chen L, Zhao Y, Zhou L, Zhu W, Pan Z, Mao Y. Surgical strategies in treating brainstem cavernous malformations. Neurosurgery, 2011, 68(3): 609-620.

8. Chen L, Lang L, Zhou L, Song D, Mao Y. Bypass or not? Adjustment of surgical strategies according to motor evoked potential changes in large middle cerebral artery aneurysm surgery. World Neurosurg, 2012, 77(2): 398.

9. H. Feng, Y. Mao, J. H. Zhang. Early brain injury or cerebral vasospasm. New York: Springer Wien, 2010.

10. 第二主编. 现代神经外科学. 上海：上海科技教育出版社，2010.

● 重要科技奖项

1. 2011. 上海市医学科技二等奖. 排名第1.
2. 2009. 国家科技进步二等奖. 排名第2.
3. 2009. 中华医学科技一等奖. 排名第2.
4. 2009. 教育部科技进步一等奖. 排名第2.
5. 2007. 教育部科技进步二等奖. 排名第2.
6. 2004. 上海市科技进步一等奖. 排名第2.
7. 2009. 教育部自然科学二等奖. 排名第2.

● 学术成就概览

毛颖教授从医二十余年，独立开展手术万余例，疗效获得国内外同行的高度认可。与此同时，他始终专注于神经科学的研究和神经外科诊疗新技术的创新，硕果累累，为无数陷入绝望的患者带来巨大福音。脑胶质瘤是中枢神经系统最常见的恶性肿瘤，致残率、病死率高，对社会危害极大，毛颖教授首创多影像和多模态融合脑功能定位法切除功能区胶

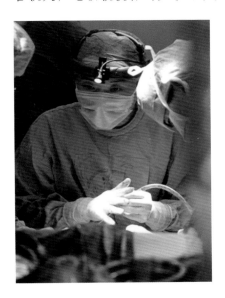

质瘤，提高肿瘤全切率的同时显著降低手术致残率；术后针对脑胶质瘤易复发的特点，开展脑胶质瘤免疫逃逸机制和免疫治疗研究，临床转化后被证明疗效显著。该研究成果获得国家科技进步二等奖，并且受到国家杰出青年基金资助，毛颖教授也成为神经外科领域首位该项目获得者。在此基础上，毛颖教授总结既往经验，牵头制定了中国第一部脑胶质瘤诊疗指南和脑胶质瘤分子病理诊疗指南，为中国脑胶质瘤的规范化诊疗做出巨大贡

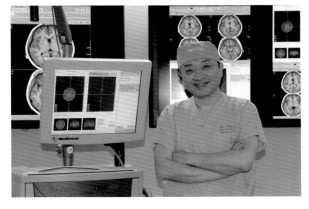

献。动脉瘤被称为脑内的"定时炸弹"，一旦破裂，死亡率极高，早期及时诊治非常重要，在科技部"十一五"科技支撑计划支持下，毛颖教授牵头国内多家临床中心，开展"蛛网膜下腔出血和脑动脉瘤的诊断和治疗的研究"，建立了规范化诊疗流程和治疗方法，使得破裂动脉瘤的手术死亡率由10%下降到4%，超出"十一五"计划的预期，获得"十二五"计划的流动支持。同时，毛颖教授创新发展高中低流量颅内外血管搭桥系列技术治疗难治性动脉瘤、烟雾病和脑缺血，将原有的"不治之症"变为"可治"，在全国范围内推广，使患者获得最大收益。岩斜脑膜瘤和脑干海绵状血管瘤，一个是神经外科的"手术盲区"，一个是神经外科的"手术禁区"，毛颖教授独创联合锁孔入路和安全点入路，突破了"盲区"和"禁区"，手术效果优于国内外报道，多次被国际会议特邀介绍，该项技术创新分别获得教育部科技进步一等奖和上海市医学科技奖二等奖。多年来，毛颖教授发表学术论文百余篇，鉴于其在神经外科领域的突出学术贡献，先后荣获上海市青年科技杰出贡献奖（医学领域唯一入选者）、上海市科技精英、卫生部有突出贡献中青年专家等称号，并入选国家"千百万人才工程"，享受"国务院特殊津贴"，被视为中国神经外科的领军人物。

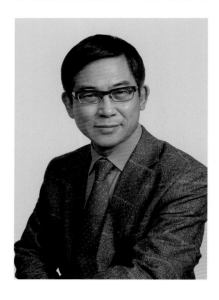

白春学

专业

内科学

专业技术职称

教授

工作单位与职务

复旦大学附属中山医院
上海市呼吸病研究所所长

● 主要学习经历

1972–1975	·哈尔滨医科大学医疗系　学士
1979–1982	·北京中国协和医科大学研究生院　硕士
1986–1989	·上海医科大学研究生院　博士

● 主要工作经历

| 1996–1998 | ·加州大学旧金山分校　博士后 |
| 1998– 至今 | ·复旦大学附属中山医院　教授，主任，所长 |

● 重要学术兼职

1997– 至今	·中华医学会呼吸分会　副主委
2012– 至今	·亚太呼吸学会　科研委员会　主席
2012– 至今	·Translational Respiratory Medicine　主编
2014.04– 至今	·PLOS ONE（IF: 3.73）　副主编
2013.01– 至今	·AJRCCM（IF: 11.04）　编委
2013– 至今	·International Journal of Chronic Obstructive Pulmonary Disease（IF: 2.732）　副主编

● 代表性论文，著作

1. Xia S, Tai X, Wang Y, An X, Qian G, Dong J, Wang X, Sha B, Wang D, Murthi P, Kalionis B, Wang X, Bai CX. Involvement of Gax Gene in Hypoxia-induced Pulmonary Hypertension, Proliferation and Apoptosis of Arterial Smooth Muscle Cells, Am J Respir Cell Mol Biol, 2011, 44(1): 66-73. (IF: 5.125)

2. Dong Yang, Yuanlin Song, Jiayuan Sun, Yong Ben, Xun Wang, Xiaojing An, Lin Tong, Jing Bi, Chunxue Bai. Deletion of peroxiredoxin 6 is protective in lipopolysaccharide induced acute lung injury in mice. Critical Care Medicine, 2011, 39: 756-764. (IF: 6.333)

3. Fang XC, Wang XD, Bai CX. COPD in China: The Burden and Importance of Proper Management. Chest, 2011, 139(4): 920-929. (IF: 5.25)

4. Xueying Zhao, Xun Wang, Wenting Wu, Zhiqiang Gao, Junjie Wu, David H. Garfield, Haijian Wang, Jiucun Wang, Ji Qian, Huan Li, Li Jin, Qiang Li, Baohui Han, Daru Lu, Chunxue Bai. *Matrix Metalloproteinase-2* Polymorphisms and Clinical Outcome of Chinese Non-Small Cell Lung Cancer Patients Treated with First-Line, Platinum-Based Chemotherapy. Cancer, 2012, 15: 3587-3598. (IF: 5.131)

5. She J, Goolaerts A, Shen J, Bi J, Tong L, Gao L, Song Y, Bai C. KGF-2 Targets Alveolar Epithelia and Capillary Endothelia to Reduce High Altitude Pulmonary Edema in Rats. Journal of Cellular and Molecular Medicine, 2012, 16: 3074-3084. (IF: 4.125)

6. Zhenju Song, Yuanlin Song, Jun Yin1, Yao Shen, Chenling Yao, Zhan Sun, Jinjun Jiang, Duming Zhu, Yong Zhang, Qinjun Shen, Lei Gao, Chaoyang Tong, Chunxue Bai. Genetic Variation in the TNF Gene Is Associated with Susceptibility to Severe Sepsis, but Not with Mortality. Plos One, 2012, 7(9): e46113. (IF: 4.09)

7. Jun She, Ping Yang, Qunying Hong, Chunxue Bai, MD. Lung Cancer in China: Challenges and Interventions. Chest, 2013, 143(4): 1117-1126. (IF: 5.25)

8. Nuo Xu, Deshui Jia, Wenfeng Chen, Hao Wang, Fanglei Liu, Haiyan Ge, Xiaodan Zhu, Yuanlin Song, Xin Zhang, David Zhang, Di Ge , Chunxue Bai, FoxM1 is associated with poor prognosis of non-small cell lung cancer patients through promoting tumor metastasis. Plos One, 2013, 8(3): e59412. (IF: 4.092)

9. Chunxue Bai, Jie Liu, Yuanlin Song. Amylase in BALF: a New Marker for Pulmonary Aspiration. Critical Care Medicine, 2013, 41(3): 916-917. (IF: 6.33)

10. She Jun, Yang Ping, Wang Yuqi, Qin Xinyu, Fan Jia, Wang Yi, Gao Guangsuo, Luo Guangxiong, Ma Kaixiang, Li Baoyan, Li Caihua, Wang Xiangdong, Song Yuanlin, Bai Chunxue. Waterpipe Smoking and the Risk of Chronic Obstructive Pulmonary Disease. Chest, 2014, Doi: 10. 1378.

● 重要科技奖项

1. 呼吸衰竭的发病机理与治疗研究（证书号：2009-J-233-2-01-R02）. 2009. 国家科技进步二等奖. 第2完成人.

2. 呼吸支持技术临床应用研究. 2006. 中华医学一等奖.

3. 急性肺损伤发病机制、诊治新技术研究和临床应用. 2012. 上海医学科技二等奖. 个人第一名.

● 学术成就概览

2004年以来白春学教授发表论著200余篇，其中在SCI杂志发表120篇（总IF: 620），主编或参编专著38部，获专利32项（含发明专利7项），学术成就得到国际同道认可。

1. 肺损伤发病机制和治疗研究　白春学等在对大鼠研究缺氧和运动导致肺水肿及肺损伤时发现，肺血管内皮和肺泡上皮的应激衰竭是其主要发病机制，发表时配发的编者按（*Eur Resp J*, 2010, 35(3):470-472）指出这一新机制的发现为肺损伤的预防和治疗提供了新的思路。另外的研究发现KGF-2可通过减少细胞凋亡，促进肺泡液体转运，预防性应用可改善缺氧诱发的微血管内皮和肺泡上皮细胞应激衰竭，预防肺损伤和促进肺泡毛细血管屏障修复。白春学指导的学生因此多次受邀在美国胸科学会（ATS）和欧洲呼吸学会（ERS）年会报告，获奖多项。

此外，白春学等发现超氧化酶家族成员Prdx6参与肺损伤的氧化应激反应，使其成为药物开发的新靶点。发现中药单体姜黄素治疗肺移植缺血再灌注所致肺损伤的作用，姜黄素是通过抑制NF-kB以及改善氧化应激而防治肺损伤。国际著名呼吸与危重医学专家Lee和Christie教授在美国胸科学会进展（*Proceed ATS*, 2009, 6(1):39-46）评论"姜黄素可以用于移植后的治疗，该方法无毒，可以口服"。另外研究表明大剂量氨溴索可

明显抑制LPS诱导大鼠肺损伤炎症和氧化应激反应，并促进肺损伤修复（*Int Care Med*, 2004, 30(1):133-140）。这些开拓性工作奠定了我国研究中药和KGF-2治疗肺损伤的国际地位，为在国际上进一步转化到临床奠定了扎实基础。

2. 提出物联网医学并研发成功相关新技术　白春学在国际上最早研发基于手机的无线传感肺功能管理患者，并提出"基于手机的物联网医学"（美国胸科学会ATS NEWS，35（7/8），2009，http://www.thoracic.org）名人录为此刊登了"一位专注于发明创造的临床医生、科学家和导师"专题报道。此外还研发成功可连续监测血液氧（O_2）、二氧化碳（CO_2）分压和酸碱度（pH）的荧光传感器，发展成可植入血管内的物联网荧光血气分析仪样机。西澳大利亚大学Peter Eastwood教授给予高度评价，认为这一结果可为重症监护的血气实时监测奠定了坚实基础（*Respirology*, 2011, 16:553-563）。该研究获得授权发明专利2项、实用新型专利4项和上海市发明奖，专利转化成功。

3. 学术成就得到国际认可　担任Springer出版社*Translational Respiratory Medicine*主编，*PLOS ONE*（IF: 3.73）等8家杂志副主编，以及"*AM J RESP CRIT CARE MED*（IF: 11.04），*AM J RESP CELL MOL BIOL*（IF: 5.15）和Chest（IF: 5.25）"等国外SCI收录杂志编委。创立国际呼吸病研讨会（ISRD），10年来参会人员达万人，国外参会人员逾千人。任APSR（亚太呼吸学会）科研委员会主席，近四年说服ATS奖励108名中国青年医生和学生参加ATS大会，对促动中国青年科技创新和走向世界起到重要推动作用。

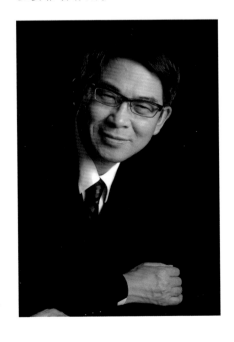

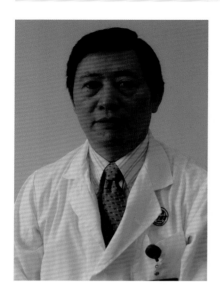

江基尧

专业
外科学

专业技术职称
教授、主任医师

工作单位与职务
上海交通大学医学院 附属仁济医院神经外科 科主任

• 主要学习经历

1978－1983 · 第二军医大学军医系　学士

1985－1989 · 第二军医大学附属长征医院　硕博连读

1989－1990 · Medical College of Virginia　中美联合攻博、博士

1990－1991 · Medical College of Virginia　博士后

1999－1994 · Medical College of Virginia　访问学者

• 主要工作经历

1983－1985 · 第二军医大学附属长海医院　住院医师

1991－1993 · 第二军医大学附属长征医院　主治医师

1994－1997 · 第二军医大学附属长征医院　副教授，副主任医师

1998－2002 · 第二军医大学附属长征医院　教授，主任医师

2003－至今 · 上海交通大学医学院附属仁济医院　科主任，教授，主任医师

• 重要学术兼职

2011－至今 · 国际神经创伤学会　主席

2011－至今 · 亚太神经创伤学会　候任主席

2013－至今 · 中华医学会创伤学会　候任主任委员

2011－至今 · 中华医学会神经外科学分会　常委

2011－至今 · 中国医师协会神经外科学分会　副会长

• 代表性论文，著作

1. Jia F, Mao Q, Liang YM, Jiang JY. The effect of hypothermia on the expression of TIMP-3 after traumatic brain injury in rats. J Neurotrauma, 2014, 31: 387-394. (通讯作者 , IF: 4.296)

2. Xian-jian Huang, Wei-ping Li, Yong Lin, Jun-feng Feng, Feng Jia, Qing Mao, Jiang JY. Blockage of the upregulation of voltage-gated sodium channel Nav1.3 improves outcomes after experimental severe traumatic brain injury. J Neurotrauma, 2014, 31: 346-357. (通讯作者 , IF: 4.296)

3. Jiang JY. Head trauma in China. Injury, 2013, 44: 1453-1457. (通讯作者 , IF: 1.975)

4. Wang F, Yin H, Pan YH, Jia F, Jiang JY. Effects of topic administration of nimodipine on cerebral blood flow following subarachnoid hemorrhage in pigs. J Neurotrauma, 2013, 30: 591-596. (通讯作者 , IF: 4.296)

5. Huang XJ, Mao Q, Lin Y, Feng JF, Jiang JY. Expression of voltage-gated sodium channel Nav1.3 is associated with severity of traumatic brain injury in adult rats. J Neurotrauma, 2013, 30: 39-45. (通讯作者 , IF: 4.296)

6. Lin Y, Pan YH, Shi YF, Huang XJ, Jia NQ, Jiang JY. Delivery of large molecules via poly (butyl cyanoacrylate) nanoparticles into injured rat brain. Nanotechnology, 2012, 23: 165101-165109. (通讯作者 , IF: 3.644)

7. Lin Y, Pan YH, Wang ML, Huang XJ, Yin YH, Wang Y, Jia F, Xiong WH, Zhang N, Jiang JY. Blood-Brain Barrier Permeability Is Positively Correlated with Cerebral Microvascular Perfusion in the Early Fluid Percussion-Injured Brain of the Rat. Lab Invest, 2012, 92: 1623-1634. (通讯作者, IF: 3.641)

8. Li J, Jiang JY. Chinese Head Trauma Data Bank.: effect of hyperthermia on the outcome of acute head trauma patients. J Neurotrauma, 2012, 29: 96-100. (通讯作者, IF: 4.296)

9. Mao Q, Jia F, Zhang XH, Qiu YM, Ge JW, Bao WJ, Luo QZ, Jiang JY. The up-regulation of voltage-gated sodium channel Nav1.6 expression following fluid percussion traumatic brain injury in rats. Neurosurgery, 2010, 66: 1134-1139. (通讯作者, IF: 2.862)

10. Feng JF, Zhang KM, Jiang JY, Gao GY, Fu XA, Liang YM. The effect of therapeutic mild hypothermia on genomics of the hippocampus following moderate traumatic brain injury in rats. Neurosurgery, 2010, 67: 730-742. (通讯作者, IF: 2.862)

● 重要科技奖项

1. 颅脑创伤救治技术和机理研究. 2008. 中华医学科技进步二等奖. 第 1 获奖人.

2. 低温脑保护技术及关键机制. 2009. 上海市科技进步一等奖. 第 1 获奖人.

3. 选择性脑局部深低温技术建立及临床价值. 2013. 上海医学科技二等奖. 第 1 获奖人.

4. 颅脑战创伤救治技术及关键设备研发. 2010. 国家科技进步二等奖. 第 2 获奖人.

● 学术成就概览

主要科技创新一：建立中国最大颅脑创伤资料库，找到影响颅脑创伤患者预后的主要影响因素。为提高颅脑创伤病人救治成功率提供了重要数据，通过利用现代化的多媒体技术和 Internet 相结合，牵头建立了中国最大的颅脑创伤资料库。该资料库是我国首次利用互联网技术进行的紧密结合临床的大规模、多中心、前瞻性颅脑创伤流行病学调查。中国颅脑创伤资料库的创立为颅脑创伤救治的资料收集提供了平台，不仅可实时掌握国内颅脑创伤的发生、发展、治疗及预后等各方面信息，而且为颅脑创伤救治关键技术与应用研究、提高脑创伤患者疗效提供了关键数据。

主要科技创新二：国际上首次发现并证实脑局部深低温具有确切的脑保护作用。该发现为复杂性心脏大血管手术实施脑局部深低温脑保护提供了科学依据，具有重要的理论和实践意义。主要技术内容包括：1. 动物模型建立：21 只恒河猴颈动、静脉分离、插管，选择性阻断脑血管，建立脑循环体外回路，经体外循环机与体循环相衔接，首次建立迄今为止唯一可用于深低温研究的脑血流阻断灵长类动物模型；2. 深低温技术的建

立：①降温方式：将 4℃林格氏液灌入脑循环，达到脑局部深低温 (16℃～18℃)；②低温时程：冷灌注量维持在 20 mL/min，维持脑局部深低温时间 60～80 min；③复温方式：停止冷灌注，脑血流再通自然复温。

研究结果显示：脑血流阻断 0 分钟和 10 分钟即行深低温的动物全部存活、无神经功能障碍、MR 随访和脑干、海马、大脑皮层病理检查未见异常。15 分钟后行深低温的动物几无存活。病理检查和荧光染色显示脑干神经元损害以及大脑皮层和海马神经元凋亡所有动物心、肝、肺、肾等重要脏器无异常。

主要科技创新三：牵头制订 7 个中国颅脑创伤《专家共识》和《指南》，提出了一系列颅脑创伤病人临床规范化救治技术和方案、为整体提高我国颅脑创伤患者救治成功率做出了重要贡献。通过长期临床实践和循证医学研究、结合中国国情，自 2008 年以来，我们牵头制订了 6 个第一版中国颅脑创伤《专家共识》和《指南》，包括①中国颅脑创伤外科手术指南；②颅脑创伤去骨瓣减压术中国专家共识；③中国颅脑创伤脑保护药物指南；④神经外科危重昏迷病人肠内营养专家共识；⑤中国颅脑创伤颅内压监测专家共识；⑥尼莫地平治疗外伤性蛛网膜下腔出血专家共识；⑦颅脑创伤后脑积水诊治中国专家共识。我们提出了一系列行之有效的颅脑创伤病人临床规范化救治技术和方案，为整体提高我国颅脑创伤患者救治成功率做出了重要贡献。

主要科技创新四：作为中国唯一单位参加国际多中心循证医学研究，发现伤后 3 小时内使用止血剂明显降低创伤出血病人死残率。

上海交通大学医学院附属仁济医院神经外科作为中国唯一单位、参加国际多中心随机双盲对照临床研究，发现创伤后 3h 内使用止血剂，能显著降低创伤病人死残率，论著发表在《柳叶刀》(Lancet, 376:23-32, 2010；Lancet, 377:1096-1101, 2011)、已经正在全球推广。2013 年，我们作为中国和亚洲唯一单位（全球 38 家单位）参加欧盟组织的全球颅脑创伤多中心研究项目（CENTER-TBI 项目），将开展全球 RCT 研究和全球颅脑创伤资料库的建立。2014 年《柳叶刀神经病学》刊登我的特邀述评"中国颅脑创伤进步与挑战"。

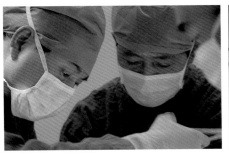
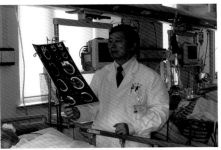

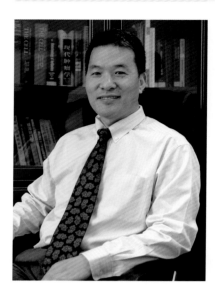

汤其群

专业
生物化学与分子生物学
专业技术职称
教授
工作单位与职务
复旦大学基础医学院院长

● 主要学习经历

1984.09-1990.07 · 上海医科大学法医系，法医学　学士

1990.09-1995.07 · 上海医科大学生物化学与分子遗传学专业　博士

● 主要工作经历

2000.01- 至今　　· 复旦大学上海医学院　教授

2002.01- 至今　　· 复旦大学教育部分子医学重点实验室　主任

2005.10- 至今　　· 复旦大学上海医学院生物化学与分子生物学系　主任

2007.07-2012.09 · 复旦大学上海医学院　副院长

2008.09- 至今　　· 复旦大学生物医学研究院干细胞与再生医学研究所　所长

2010.07- 至今　　· 美国 Johns Hopkins 大学医学院生化系　Adjunct Professor

2012.09- 至今　　· 复旦大学基础医学院　院长

● 重要学术兼职

2005.05-2008.05 · 上海市生物工程学会　常务理事

2008.08- 至今　　· 上海市生物化学与分子生物学会　副理事长

2010.08-2014.08 · 中国生物化学与分子生物学会第十届理事会　理事、常务理事

2010.10- 至今　　· 中国细胞生物学会干细胞分会　理事

2011.08- 至今　　· 中国医学生物化学与分子生物学学会　副理事长

● 代表性论文，著作

1. Yang Liu, Ya-Dong Zhang, Liang Guo, Hai-Yan Huang, Hao Zhu, Jia-Xin Huang, Yuan Liu, Shui-Rong Zhou, Yong-Jun Dang, Qi-Qun Tang. Protein Inhibitor of Activated STAT 1 (PIAS1) Is Identified as the SUMO E3 Ligase of CCAAT/Enhancer-Binding Protein β (C/EBPβ) during Adipogenesis. Mol Cell Biol, 2013, 33(22): 4606-4617.

2. Liang Guo, Jia-Xin Huang, Yuan Liu, Xi Li, Shui-Rong Zhou, Shu-Wen Qian, Yang Liu, Hao Zhu, Hai-Yan Huang, Yong-Jun Dang, Qi-Qun Tang. Transactivation of Atg4b by C/EBPβ Promotes Autophagy to Facilitate Adipogenesis. Mol Cell Biol, 2013, 33(16): 3180-3190.

3. Yuan Liu, Zhi-Chun Zhang, Shu-Wen Qian, You-you Zhang, Hai-yan Huang, Yan Tang1, Liang Guo1, Xi Li, and Qi-Qun Tang. MicroRNA-140 promotes adipocyte lineage commitment of C3H10T1/2 pluripotent stem cell via targeting Osteopetrosis-associated transmembrane protein 1. J. Biol. Chem, 2013, 288(12): 8222-8230.

4. Shu-wen Qian, Yan Tang, Xi Li, Yuan Liu, You-you Zhang, Hai-yan Huang, Rui-Dan Xue, Hao-yong Yu, Liang Guo, Hui-di Gao, Yan Liu, Xia Sun, Yi-ming Li, Wei-Ping Jia, Qi-Qun Tang. BMP4-mediated brown fat-like changes in white adipose tissue alter glucose and energy homeostasis. Proc Natl Acad Sci USA, 2013, 110(9): E798-807.

5. Liang Guo, Xi Li, Jia-Xin Huang, Hai-Yan Huang, You-You Zhang, Shu-Wen Qian, Hao Zhu, Ya-Dong Zhang, Yang Liu, Yuan

汤其群

Liu, Kan-Kan Wang, Qi-Qun Tang. Histone Demethylase Kdm4b Functions as a Co-Factor of C/EBPβ to Promote Mitotic Clonal Expansion During Differentiation of 3T3-L1 Preadipocytes. Cell Death Differ, 2012, 19(12): 1917-1927.

6. Qi-Qun Tang, M. Daniel Lane. Adipogenesis: From stem cell to adipocyte. Annu Rev Biochem, 2012, 81: 715-736.

7. You-You Zhang, Xi Li, Shu-Wen Qian, Liang Guo, Hai-Yan Huang, Qun He, Yuan Liu, Chun-Gu Ma, and Qi-Qun Tang. Transcriptional activation of histone H4 by C/EBPβ during the mitotic clonal expansion of 3T3-L1 adipocyte differentiation. Mol Biol Cell, 2011, 22: 2165-2174.

8. Hai-Yan Huang, Ling-Ling Hu, Tan-Jing Song, Xi Li, Qun He, Xia Sun, Yi-Ming Li, Hao-Jie Lu, Peng-Yuan Yang, and Qi-Qun Tang. Involvement of cytoskeleton-associated proteins in the commitment of C3H10T1/2 pluripotent stem cells to adipocyte lineage induced by BMP2/4. Mol Cell Proteomics, 2011, 10(1): 1-8.

9. Haiyan Huang, Tan-Jing Song, Xi Li, Lingling Hu, Qun He, Mei Liu, M. Daniel Lane, Qi-Qun Tang. The BMP signaling pathway is required for commitment of C3H10T1/2 pluripotent stem cells to the adipocyte lineage. Proc Natl Acad Sci USA, 2009, 106: 12670-12675.

10. Xi Li, Henrik Molina, Haiyan Huang, You-you Zhang, Mei Liu, Shu-wen Qian, Chad Slawson, Wagner B. Dias, Akhilesh Pandey, Gerald W. Hart, M. Daniel Lane, Qi-Qun Tang. O-linked N-acetylglucosamine modification on C/EBPβ: role during adipocyte differentiation. J. Biol. Chem., 2009, 284: 19248-19254.

● 重要科技奖项

1. 2010. CMB（中华医学基金会 China Medical Board）杰出教授奖．排名第一．

2. 2010. 谈家桢生命科学创新奖．排名第一．

3. 2007. 明治乳业生命科学优秀奖．排名第一．

4. 2002. 霍英东教育基金会优秀青年教师一等奖．排名第一．

5. 2000. 国家科学技术进步二等奖．排名第四．

6. 2000. 杜邦科技创新奖．排名第四．

7. 1999. 上海市科学技术进步一等奖．排名第四．

8. 1999. 中国专利金奖．排名第二．

● 学术成就概览

汤其群教授主要研究脂肪细胞发育分化的机理和肥胖的成因，以及有效地控制肥胖的方法。其代表性工作包括：

1. 阐明了转录因子 C/EBPβ 促进前脂肪细胞向脂肪细胞分化的分子机理 ①发现 C/EBPβ 对于脂肪细胞分化早期的有丝分裂克隆扩增是必须的；② C/EBPβ 可转录激活组蛋白去甲基化酶 Kdm4b 的表达，而 Kdm4b 进一步作为 C/EBPβ 的辅助因子促进有丝分裂克隆扩增；③ C/EBPβ 可转录激活自噬基因 Atg4b 的表达，进而促进自噬，并阐明自噬

促进脂肪细胞分化的机制；④阐明了磷酸化、糖基化、Sumo 化对 C/EBPβ 功能的调控作用：磷酸化和糖基化可以调节 C/EBPβ 的 DNA 结合能力，而由 PIAS1 所介导的 Sumo 化则可以促进 C/EBPβ 的泛素化降解。

2. 建立多潜能干细胞 C3H10T1/2 向前脂肪细胞高效定向模型，发现 BMP2/4 信号通路在定向中的重要作用并阐明其机理 ① BMP2/4 主要通过激活 Smad4 和 P38MAPK 信号通路，促进前脂肪细胞定向；② BMP2/4 可促进细胞骨架相关蛋白 lysyl oxidase（LOX）的表达，而 LOX 可通过诱导 EMT 样的反应，促进前脂肪细胞定向。

3. 利用转基因动物和基因敲除动物模型进行白色脂肪向棕色脂肪转分化研究，为肥胖及相关代谢疾病治疗提供重要依据 在脂肪组织特异性过表达 BMP4 的小鼠，出现胰岛素敏感性提高、不易发生肥胖的表型，而脂肪组织特异性敲除 BMP4 的小鼠，出现相反的表型。通过动物模型结合分子生物学实验，揭示 BMP4 具有促进脂肪组织棕色化的功能。

以上研究结果，有助于我们深入理解脂肪细胞发育分化的分子机制，并为白色脂肪向棕色脂肪转分化进而控制肥胖提供新的思路和策略。

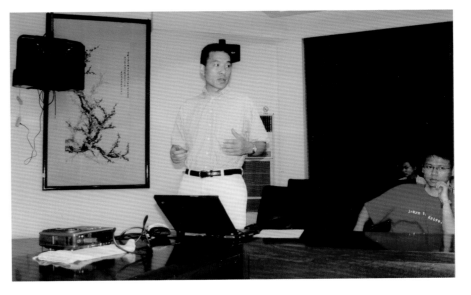

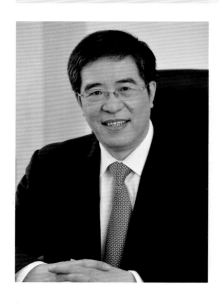

胡义扬

专业
中医学

专业技术职称
教授、研究员

工作单位与职务
上海中医药大学 附属曙光医院副院长

● 主要学习经历

1979.09-1984.06 · 浙江中医学院中医系　学士

1988.09-1991.06 · 上海中医学院中医内科硕士研究生　硕士

1993.09-1996.06 · 上海中医药大学中医内科博士研究生　博士

● 主要工作经历

1984.07-1988.08 · 浙江武义第一人民医院　住院中医师

1991.07-1995.10 · 上海中医学院肝病研究中心　助理研究员

1995.11-1998.10 · 上海中医药大学肝病研究所　副研究员

1998.11-2002.05 · 上海中医药大学肝病研究所　研究员，副所长

2002.06-2003.06 · 美国杰弗逊大学医学院访问学者　访问学者

2003.06-2009.09 · 上海中医药大学附属曙光医院　副所长，教授、研究员

2009.06- 至今　· 上海中医药大学附属曙光医院　副院长，教授、研究员

● 重要学术兼职

2004.01- 至今　· 中国中西医结合学会　理事

2000.08- 至今　· 中国中西医结合学会肝病分会　委员、副主委、主委

2006.08- 至今　· 世界中医药联合会肝病分会　副会长

● 代表性论文，著作

1. Feng Q, Gou XJ, Meng SX, Huang C, Zhang YQ, Tang YJ, Wang WJ, Xu L, Peng JH, Hu YY. Qushi Huayu Decoction Inhibits Hepatic Lipid Accumulation by Activating AMP-Activated Protein Kinase In Vivo and In Vitro. Evid Based Complement Alternat Med, 2013, 184358.

2. Peng JH, Cui T, Huang F, Chen L, Zhao Y, Xu L, Xu LL, Feng Q, Hu YY. Puerarin ameliorates experimental alcoholic liver injury by inhibition of endotoxin gut leakage, Kupffer cell activation, and endotoxin receptors expression. J Pharmacol Exp, 2013, 344: 646-654.

3. Yin X, Peng J, Zhao L, Yu Y, Zhang X, Liu P, Feng Q, Hu Y, Pang X. Structural changes of gut microbiota in a rat non-alcoholic fatty liver disease model treated with a Chinese herbal formula. Syst Appl Microbiol, 2013, 36: 188-196.

4. Gou X, Tao Q, Feng Q, Peng J, Zhao Y, Dai J, Wang W, Zhang Y, Hu Y, Liu P. Urine metabolic profile changes of CCl4-liver fibrosis in rats and intervention effects of Yi Guan Jian Decoction using metabonomic approach. BMC Complement Altern Med, 2013, 13: 123.

5. Gou X, Tao Q, Feng Q, Peng J, Sun S, Cao H, Zheng N, Zhang Y, Hu Y, Liu P. Urinary metabonomics characterization of liver fibrosis induced by CCl(4) in rats and intervention effects of Xia Yu Xue Decoction. J Pharm Biomed Anal, 2013, 74: 62-65.

6. Dai J, Sun S, Peng J, Cao H, Zheng N, Fang J, Li Q, Jiang J, Zhang Y, Hu Y. Exploration of macro-micro biomarkers for dampness-heat syndrome differentiation in different diseases. Evid Based Complement Alternat Med, 2013, 706762.

7. Sun S, Dai J, Fang J, Gou X, Cao H, Zheng N, Wang Y, Zhang W, Zhang Y, Jia W, Hu Y. Differences of excess and deficiency zheng in patients with chronic hepatitis B by urinary metabonomics. Evid Based Complement Alternat Med, 2013, 738245.

8. Dai J, Sun S, Cao J, Zhao Y, Cao H, Zheng N, Fang J, Wang Y, Zhang W, Zhang Y, Hu Y, Cao Z. Similar connotation in chronic hepatitis B and nonalcoholic Fatty liver patients with dampness-heat syndrome. Evid Based Complement Alternat Med, 2013, 793820.

9. Zhao Y, Gou XJ, Dai JY, Peng JH, Feng Q, Sun SJ, Cao HJ, Zheng NN, Fang JW, Jiang J, Su SB, Liu P, Hu YY, Zhang YY. Differences in metabolites of different tongue coatings in patients with chronic hepatitis B. Evid Based Complement Alternat Med, 2013, 204908.

10. Jinghua Peng, Xuemei Li, Qin Feng, Liang Chen, Lili Xu, Yiyang Hu. Anti-fibrotic effect of Cordyeps sinensis polysaccharide: inhibiting HSC activation, TGF-b1 / Smad signaling, MMPs and TIMPs. Experimental biology and medicine, 2013, 238(6): 668-677.

● 重要科技奖项

1. 以肠道为靶位的健脾活血方防治酒精性肝损伤研究与应用 . 2012. 上海市科技进步二等奖 . 排名第 1.

2. 基于病证相关、方证相应理论解析不同功效古典方剂治疗肝硬化的方证效应 . 2012. 中国中西医结合科技进步一等奖 . 排名第 2.

3. 一种抗多脏器纤维化的中药复方制剂及其推广应用 . 2011. 中华医学会科技进步二等奖 . 排名第 4.

4. 基于方 – 效 – 证相关的肝硬化病证病机的病理生物学基础研究 . 2011. 国家教育部高等学校科学研究优秀成果奖自然科学二等奖 . 排名第 2.

5. 肝炎后肝硬化"虚损生积"中医病机理论的建立与应用 . 2011. 上海市科技进步一等奖 . 排名第 7.

6. 基于内毒素肠渗漏机制的健脾活血方抗酒精性肝损伤机理研究 . 2009. 中国中西医结合学会科技二等奖 . 排名第 1.

7. 扶正化瘀法在抗肝纤维化治疗中的应用及相关基础研究 . 2003. 国家科技进步二等奖 . 排名第 4.

8. 扶正化瘀胶囊干预肝纤维化的研究 . 2003. 中华医学科技二等奖 . 排名第 2.

9. 丹酚酸 A 抗肝纤维化作用与抗脂质过氧化关系研究 . 2002. 上海市科技进步二等奖 . 排名第 1.

10. 丹酚酸 B 慢性乙型肝炎肝纤维化的研究 . 2001. 国家教育部科技进步二等奖 . 排名第 3.

11. 肝平胶囊抗慢性乙型肝炎肝纤维化的临床与实验研究 . 1998. 上海市科技进步二等奖 . 排名第 2.

12. 复方 319 胶囊治疗乙肝后肝硬化的研究 . 1994. 上海市科技进步二等奖 . 排名第 3.

● 学术成就概览

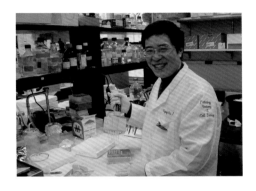

早年主要从事中医药抗肝纤维化的研究，为抗肝纤维化国家新药"扶正化瘀胶囊"的成功研制及其理论阐述做出重要贡献。10 多年前起，拓展了酒精性和非酒精性脂肪肝的中药治疗以及肝病证候生物学基础的研究。自 2007 年入选"上海市领军人才"以来，发表论文 100 余篇，获得发明专利授权 4 项，成果奖 6 项。2008 年入选"新世纪百千万人才国家级人选"，2012 年入选"卫生部有突出贡献中青年专家"。主要成绩有：

（1）揭示了慢性乙型肝炎证候生物学基础。在国家科技重大专项支持下，承担的十一五和十二五关于"慢性乙型肝炎证候生物学平台的建立"项目，与上海交大、同济大学等专家密切合作，运用系统生物学（转录组、代谢组、元基因组）和生物信息学技术，多学科交叉合作，成功揭示了慢乙肝证候的生物学基础，并发现了具有潜在证候诊断和评价用途的标志性物质和差异表达谱。目前在进一步的验证研究中。

（2）发现改善小肠通透性，纠正肠道菌群紊乱是中药防治酒精性肝病的重要途径。提出并论证了"酒精性肝病从脾论治"理论，发现改善小肠通透性和纠正肠道菌群紊乱是中药防治酒精性肝病的重要途径。获 2 项国家发明专利授权和 2 项部省级成果二等奖。

（3）有效成分复方治疗非酒精性脂肪肝研究取得重要进展。在传统中药复方研究的基础上，创造性运用均匀设计发现疗效显著、靶点较清楚的有效组分复方。为研究寓有中医理论指导和内涵，且物质成分清楚利于质控的新的"成分复方"奠定了重要的基础。

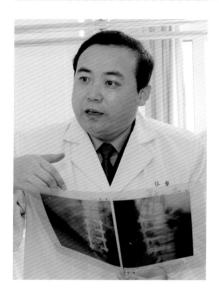

袁 文

专业

外科学

专业技术职称

主任医师、教授

工作单位与职务

第二军医大学附属长征医院骨科
医院院长、脊柱外科主任

主要学习经历

1979.09－1984.07·第二军医大学军医系　医学学士

主要工作经历

1984.07－至今　·第二军医大学附属长征医院　骨科医院院长、脊柱外科主任

重要学术兼职

2013－2016·中华医学会骨科专业委员会　副主任委员
2013－2016·中国医师协会骨科学分会　副会长
2013－2016·中国康复医学会脊柱脊髓专业委员会　副会长
2012－2015·上海市医学会骨科专科委员会　主任委员
2010－2013·AO 国际脊柱学会　中国理事会主席

代表性论文，著作

1. Influences of endplate removal and bone mineral density on the biomechanical properties of lumbar spine. PLoS One, 2013, 8(11): e76843.
2. Cervical kinematics and radiological changes after Discover artificial disc replacement versus fusion, Spine J, 2013.
3. MiR-27a Regulates Apoptosis in Nucleus Pulposus Cells by Targeting PI3K, PLoS One, 2013, 25; 8(9): e75251.
4. Inflammatory Cytokines Associated with Degenerative Disc Disease Control Aggrecanase-1 (ADAMTS-4) Expression in Nucleus Pulposus Cells through MAPK and NF-κB. Am J Pathol, 2013, 2(6): 2310-2321.
5. Mid-Term Outcomes of Anterior Cervical Fusion for Cervical Spondylosis With Sympathetic Symptoms. J Spinal Disord Tech, 2013.
6. Long term results of anterior corpectomy and fusion for cervical spondylotic myelopathy, PloS One, 2012, 7(4): e34811.
7. Lentivirus-siNgR199 promotes axonal regeneration and functional recovery in rats, Int J Neurosci, 2012, 122(3): 133-139.
8. Cervical corpectomy with preserved posterior vertebral wall for cervical spondylotic myelopathy: a randomized control clinical study. Spine, 2007, 32(14): 1482-1487.
9. 颈椎外科学 . 北京：人民卫生出版社 , 2009.
10. 脊柱手术入路学 . 北京：人民军医出版社 , 2007.

重要科技奖项

1. 退变性颈脊髓压迫症的病理机制与临床诊治 . 2008. 国家科技进步二等奖 . 第 1 完成人 .
2. 脊柱肿瘤外科关键技术及临床应用 . 2011. 国家科技进步二等奖 . 第 2 完成人 .
3. 颈椎损伤的基础与临床研究 . 1997. 国家科技进步二等奖 . 第 2 完成人 .

● 学术成就概览

袁文教授从事医、教、研工作三十年，形成了以脊柱外科为专业方向，以颈椎外科为主攻目标的专业特色，其主要学术贡献如下：

（1）针对"多节段颈椎病"前路手术易发生"植骨不融合"的重大难题，首创"保留椎体后壁的椎体次全切除减压术"及"分节段式颈椎前路减压术"，将"多节段颈椎病"前路植骨融合率由文献报道的50%～70%提高至98.3%，达到国际领先水平，该两种术式经袁文教授在著名的国际颈椎研究学会（CSRS）年会上介绍，得到国内外同行的一致认可，在国内外推广应用，成为颈椎前路手术的重要手术方式并获得国家科技进步二等奖，相关成果已在国际脊柱外科领域最权威的杂志 *SPINE* 等杂志上发表多篇论文。

（2）针对"交感型颈椎病"发病机制等关键问题开展深入研究，在国内外首次提出颈椎后纵韧带上交感神经丛的分布与颈椎病交感神经症状发生具有显著相关性的设想，并通过基础研究及动物实验得到了有力的证实。为"交感型颈椎病"的发病机理提供了新的理论依据，并进一步明确了"交感型颈椎病"的诊断和外科治疗原则。在此基础上进行临床实践，开展了以"融合不稳间隙、切除病变节段后纵韧带"为目的的颈椎交感型颈椎病手术约800余例，使"交感型颈椎病"外科治愈率达95%以上，居国际领先水平。相关研究得到了"上海市优秀学科带头人"项目资助，论文成果已发表在国际脊柱外科权威杂志 *J Spinal Disord Tech.* 等杂志上。

（3）腰痛是一种在临床上极为常见的疾病，给患者及社会带来了很大的负担。导致腰痛的最主要原因是椎间盘退变及其继发疾病，袁文教授针对椎间盘退变的病理过程展开深入研究，在国内外首次证实：在椎间盘髓核细胞内，炎症因子 TNF-α、IL-1β 可通过 NF-κB 及 MAPK 信号通路诱导蛋白聚糖酶 ADAMTS-4 及 ADAMTS-5 的表达进而在蛋白聚糖降解及随之而来的椎间盘退变过程中发挥作用。相关研究获得上海市科委国际合作项目资助，研究成果发表于国际病理学领域最权威的杂志

American Journal of Pathology 上。

（4）脊髓损伤是一种对患者及社会危害极大的疾病。袁文教授在国内较早进行了颈椎损伤的基础与临床研究，在处理大量颈椎损伤病例基础上，总结了颈椎损伤救治经验，使严重颈脊髓损伤的死亡率由11.7%降至6.2%，达到国际先进水平，获国家科技进步二等奖。在国内率先采用 RNAi 手段沉默 NgR 基因、联合移植 GDNF 修饰雪旺细胞治疗脊髓损伤的系列研究，在实验水平实现了"脊髓损伤区神经纤维的生长"。相关研究获得国家自然科学基金及教育部"长江学者与创新团队发展计划"资助。研究结果发表于 *Int J Neurosci* 等国际权威杂志上。

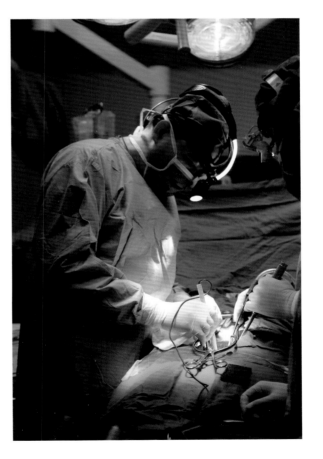

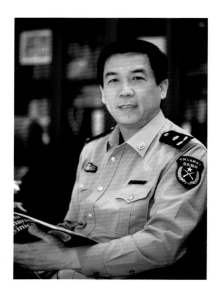

郭亚军

专业

肿瘤学

专业技术职称

教授

工作单位与职务

第二军医大学肿瘤研究所所长

● 主要学习经历

1974.09－1978.07 · 第三军医大学临床医学　学士
1981.02－1984.02 · 第二军医大学长海医院肝胆外科学　硕士
1984.02－1987.02 · 第二军医大学长海医院肝胆外科学　博士
1987.02－1989.08 · 中科院上海生化所与分子生物学　博士后

● 主要工作经历

1978.09－1981.02 · 济南军区总院　住院医师
1978.02－1989.09 · 第二军医大学长海医院　主治医师
1989.09－1994.10 · 第二军医大学长海医院　副教授，副主任医师
1994.10－1999.09 · 第二军医大学东方肝胆医院　教授，主任医师
1989.09－1993.03 · 美国 Harvard 大学医学院肿瘤中心　访问学者
1993.03－1996.09 · 美国 CASE WESTERN RESERVE 大学肿瘤中心　助理教授
1996.09－1999.09 · 美国加利福尼亚 Sydney 肿瘤中心　教授
1999.09－2002.12 · 美国内布拉斯加州医学中心 Eppley 肿瘤中心　教授
1999.09－ 至今　· 第二军医大学肿瘤研究所　主任医师，教授
2009.08－ 至今　· 解放军总院肿瘤中心（兼）　主任医师，教授

● 重要学术兼职

2009.07－ 至今　· International Society for Cell and Gene Therapy of Cancer　副主任委员 / 候补主任委员
1999.01－ 至今　· *Cancer Gene Therapy*　常务编委
2012.01－ 至今　· *Asia-Pacific Journal of Clinical Oncology*　常务编委
2009.01－ 至今　· *Human Gene Therapy*　编委
2008.06－ 至今　· *mAbs*　编委

● 代表性论文，著作

1. Li W, Feng SS, Guo Y. Polymeric nanoparticulates for cancer immunotherapy. Nanomedicine (Lond), 2013, 8(5): 679-682. (IF: 5.26)
2. Gao J, Feng SS, Guo Y. Nanomedicine for treatment of cancer stem cells. Nanomedicine (Lond), 2014, 9(2): 181-184. (IF: 5.26)
3. Zhao L, Tong Q, Qian W, Li B, Zhang D, Fu T, Duan S, Zhang X, Zhao J, Dai J, Wang H, Hou S, Guo Y. Eradication of non-Hodgkin lymphoma through the induction of tumor-specific T cell immunity by CD20-Flex BiFP. Blood, 2013. (IF: 9.06)
4. Gao J, Yu Y, Zhang Y, Song J, Chen H, Li W, Qian W, Deng L, Kou G, Chen J, Guo Y. EGFR-specific PEGylated immunoliposomes for active siRNA delivery in hepatocellular carcinoma. Biomaterials, 2012, 33(1): 270-282. (IF: 7.604)

5. Zhao J, Wu G, Bu F, Lu B, Liang A, Cao L, Tong X, Lu X, Wu M, Guo Y. Epigenetic silence of ASPP1 and ASPP2 genes promotes tumor growth in HBV-positive hepatocellular carcinoma. Hepatology, 2010, 51(1): 142-153. (IF: 11.665)

6. Li B, Zhao L, Guo H, Wang C, Zhang X, Wu L, Chen L, Tong Q, Qian W, Wang H, Guo Y. Characterization of a rituximab variant with potent antitumor activity against rituximab-resistant B-cell lymphoma. Blood, 200, 114(24): 5007-5015. (IF: 9.898)

7. Zhao J, Lu B, Xu H, Tong X, Wu G, Zhang X, Liang A, Cong W, Dai J, Wang H, Wu M, Guo Y. TIP30 suppresses tumor metastasis by inhibition of osteopontin transcription in human hepatocellular carcinoma. Hepatology, 2008, 48(1): 265-275. (IF: 11.665)

8. Zhao J, Lu B, Xu H, Tong X, Wu G, Zhang X, Liang A, Cong W, Dai J, Wang H, Wu M, Guo Y. TIP30 suppresses tumor metastasis by inhibition of osteopontin transcription in human hepatocellular carcinoma. Hepatology, 2008, 48(1): 265-275. (IF: 11.665)

9. Li B, Shi S, Qian W, Zhao L, Zhang D, Hou S, Zheng L, Dai J, Zhao J, Wang H, Guo Y. Development of Novel Tetravalent Anti-CD20 Antibodies with Potent Antitumor Activity. Cancer Res, 2008, 68: (7)2400-2408. (IF: 8.65)

10. Zhao J, Zhang X, Shi M, Xu H, Jin J, Ni H, Yang S, Dai J, Wu M, Guo Y. Tip30 inhibits growth of HCC cell lines and inhibits HCC xenografts in mice in combination with 5-FU. Hepatology, 2006, 44: 205-215. (IF: 11.665)

● 重要科技奖项

1. 新型重组肠激酶的研制及在生物制药中的应用 . 2011. 国家技术发明二等奖 .

2. 生物战剂和自然疫源性疾病控防抗体筛选制备关键技术的建立及应用 . 2011. 国家科学技术进步二等奖 .

3. 肿瘤坏死因子受体可溶部分的重组基因，及其融合基因与产物 . 2009. 中国专利金奖 .

4. 恶性肿瘤细胞抗原提呈和生物调变机理研究 . 2007. 国家自然科学二等奖 .

5. 治疗类风湿关节炎等疾病的抗体融合蛋白药物 . 2007. 国家技术发明二等奖 .

● 学术成就概览

郭亚军教授长期从事基因工程抗体和肿瘤的抗体靶向治疗研究，研究了肿瘤发展和转移的分子机制，证实了 OPN-CD44-VEGF 是肿瘤发展转移过程的关键分子，发现特异性阻断肿瘤转移关键靶标能有效抑制肿瘤的转移。成果发表于该领域国际著名期刊，并被 *Science* 和 *Nat Rev Cancer* 等多次引用。在探讨肿瘤发展和转移机理的基础上，发现了一系列抗肿瘤靶向治疗的新靶标。在已知靶分子的基础上，利用结构生物学的手段，解析了抗原抗体相互作用的结构基础，设计了多种抗肿瘤抗体；攻克了一系列关键技术难关，建成了抗体药物创制平台，在该平台的基础上实现了我国首个抗体融合蛋白药物和人源化抗体药物成功上市，有力地推动了我国肿瘤转化医学的发展和抗体药物的产业化。结合抗体和纳米材料的特点，建立了抗体介导的肿瘤纳米靶向治疗新技术，实现了抗肿瘤药物的肿瘤靶向性聚集和释放。曾 6 次应邀在 *NANOMEDICINE* 等杂志撰写综述或评述。体现了其在肿瘤纳米靶向治疗领域的领先地位。

在包括 *Science*、*Nature Med.* 等著名杂志上发表 SCI 论文 164 篇，总影响因子 739.44，他引 2 046 次。建立了产学研一体的抗体药物研制平台，成功研发国家创新抗体药物 10 多个，其中 1 个已经实现产业化，3 个完成临床试验，5 个正在实施临床试验。成果获国家自然科学二等奖 1 项，国家技术发明二等奖 2 项，中国专利金奖 1 项以及国家科技进步二等奖 1 项。获上海市首届"十大科技精英"称号、"中国青年科学家奖"和"何梁何利科技进步奖"。

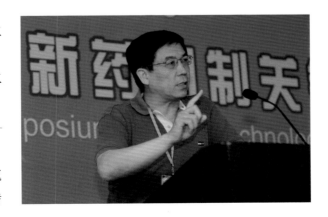

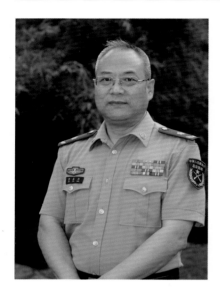

景在平

专业
外科学
专业技术职称
教授
工作单位与职务
第二军医大学 附属长海医院、主任医师

● 主要学习经历

1977.09－1980.09 · 第二军医大学 外科学 学士
1985.09－1988.09 · 第二军医大学 外科学 硕士
1991.09－1994.09 · 第二军医大学 外科学 博士

● 主要工作经历

1980.09－1988.09 · 第二军医大学第一附属医院普外科 医师
1988.09－1990.09 · 第二军医大学第一附属医院普外科 主治医师，讲师
1990.09－1995.09 · 第二军医大学第一附属医院普外科 副主任医师，副教授
1995.09－ 至今 · 第二军医大学第一附属医院血管外科 主任医师，教授
1996.09－ 至今 · 第二军医大学第一附属医院血管外科 博士生导师
1998.08－ 至今 · 第二军医大学第一附属医院普外科 主任、全军血管外科研究所所长

● 重要学术兼职

· 中国医师学会腔内血管学会（二级学会） 候任主任委员
· 中华医学会血管外科学组 副组长
· 全军医学科学委员会普外科分委会 副主任委员
· 全军血管外科学组 组长
· 国际腔内血管专家协会、欧洲血管外科协会 委员
· *Journal of Endovascular therapy*、《中华外科杂志》等 10 余种国内外杂志 编委

● 代表性论文，著作

1. Lu Q, Feng J, Zhou J, Zhao Z, Bao J, Feng R, Yuan L, Feng X, Qu L, Pei Y, Mei Z, Jing Z. Endovascular repair of ascending aortic dissection: a novel treatment option for patients judged unfit for direct surgical repair. J Am Coll Cardiol, 2013, 61(18): 1917-1924.

2. Liao M, Zou S, Weng J, Hou L, Yang L, Zhao Z, Bao J, Jing Z. A microRNA profile comparison between thoracic aortic dissection and normal thoracic aorta indicates the potential role of microRNAs in contributing to thoracic aortic dissection pathogenesis. J Vasc Surg, 2011, 53(5): 1341-1349.

3. Zhang YX, Lu QS, Feng JX, Zhao ZQ, Bao JM, Feng R, Feng X, Jing ZP. Endovascular management of pararenal aortic aneurysms with multiple overlapping uncovered stents. J Vasc Surg, 2013, 58(3): 616-612.

4. Feng J, Lu Q, Zhao Z, Bao J, Feng X, Qu L, Zhou J, Jing Z. Restrictive bare stent for prevention of stent graft-induced distal redissection after thoracic endovascular aortic repair for type B aortic dissection. J Vasc Surg, 2013, 57(2 Suppl): 44S-52S.

5. Feng R, Zhao Z, Bao J, Wei X, Wang L, Jing Z. Double-chimney technology for treating secondary type I endoleak after endovascular repair for complicated thoracic aortic dissection. J Vasc Surg, 2011, 54(1): 212-215.

6. Yuan L, Bao J, Zhao Z, Feng X, Lu Q, Jing Z. Endovascular therapy for long-segment atherosclerotic aortoiliac occlusion. J Vasc Surg, 2014, 59(3): 663-668.

7. Lu Q, Feng J, Yang Y, Nie B, Bao J, Zhao Z, Feng X, Pei Y, Yuan L, Mei Z, Feng R, and Jing Z. Treatment of Type I Endoleak after Endovascular Repair of Infrarenal Abdominal Aortic Aneurysm: Success of Fibrin Glue Embolization. J Endovasc Ther, 2010, 17(6): 687-693.

8. Rui F, Wei X, Zhao Z, Bao, Feng X, Qu L, Jing Z. Aortorenal bypass with autologous saphenous vein in Takayasu Arteritis-induced renal artery stenosis. Eur J Vasc Endovasc, 2011, 42(1): 47-53.

9. Lu Q, Jing Z, Zhao Z, Bao J, Feng X, Feng R, Mei Z. Endovascular stent graft repair of aortic dissection type B extending to the aortic arch. Eur J Vasc Endovasc, 2011, 42(4): 456-463.

10. Zhang L, Liao M, Tian L, Zou S, Lu Q, Bao J, Pei Y, Jing Z. Overexpression of interleukin-1b and interferon-g in type I thoracic aortic dissections and ascending thoracic aortic aneurysms:possible correlation with matrix metalloproteinase-9 expression and apoptosis of aortic media cells. Eur J Cardio-thorac, 2011, 40(1): 17-22.

● 重要科技奖项

1. 2012. 教育部科学技术进步奖一等奖 . 第 1 完成人 .
2. 2012. 中华医学科技奖一等奖 . 第 1 完成人 .
3. 2012. 上海医学科技奖二等奖 . 第 1 完成人 .
4. 2009. 全军教学成果奖一等奖 . 第 1 完成人 .
5. 2009. 全国教学成果奖二等奖 . 第 1 完成人 .

● 学术成就概览

景在平教授，主任医师，博士生导师，血管外科专家，现为专业技术文职干部文职一级。现任第二军医大学附属长海医院普外科、血管外科、

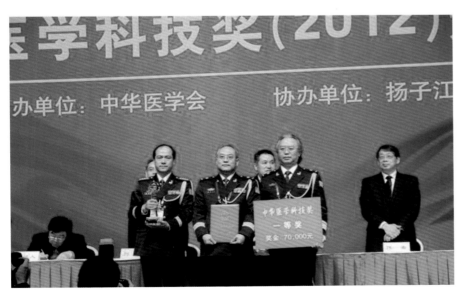

外科学与野战外科教研室主任，全军血管外科研究所所长，上海市血管系统疾病临床医学中心主任。

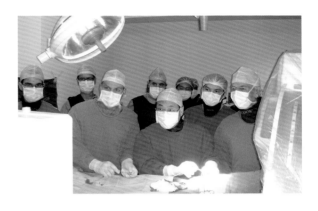

中国医师学会腔内血管学会（二级学会）候任主任委员，中华医学会血管外科学组副组长，全军医学科学委员会普外科分委会副主任委员、血管外科学组组长，国际腔内血管专家协会、欧洲血管外科协会委员，*Journal of Endovascular therapy*、《中华外科杂志》等 10 余种国内外杂志编委。

1997 年首批入选上海市卫生系统百名优秀跨世纪学科带头人培养计划和上海市首批领军人才培养计划；获上海卫生系统优秀跨世纪学科带头人评比一等奖 1 项；吴阶平医学研究奖 1 项，中国国际专利与名牌博览会金奖 1 项。2002 年主持了国家卫生部视听教材"腹主动脉瘤"制作，并获全军优秀电视教材一等奖；2004 年被评为总后"科技银星"；2006 年《现代血管外科手术学》荣获华东地区第七届优秀教材、学术专著一等奖；2006 年享受国务院政府特殊津贴；2007 年获全军育才金奖；2007 年获"上海市医学领军人才"等称号后，参加卫生部规划教材的编写工作，被卫生部任命为国家医师资格考试命审题委员；2008 年获军队优秀专业技术人才岗位津贴（一类）；荣获全军育才金奖和中央军委保健委颁发的"保健工作特别贡献奖"；于 2009 年《新时期外科学及野战外科学课程的创新与实践》获得全军教学成果奖一等奖和全国教学成果二等奖。

专业特长为血管系统疾病诊治，尤其在大动脉瘤腔内隔绝术方面有突出贡献。主攻方向为主动脉扩张病腔内治疗临床与基础研究、血管战创伤相关研究。率先在国内开展主动脉扩张病腔内治疗，首例完成"腹主动脉瘤腔内隔绝术"和"胸主夹层动脉瘤腔内隔绝术"等一系列手术。2007 年获"上海市医学领军人才"等称号后，在国际上提出了针对主动脉腔内治疗的主动脉夹层"3N3V"新分型，探索了一系列主动脉微创腔内腔内治疗新技术，完成了多个世界首例疑难病例。负责主持国科学金重点项目、国家 863 项目、上海市基础研究重点项目、军队临床高技术重大专项课题等共 16 项。研究成果在 *J Am Coll Cardiol*（影响因子 14.156）等国际领先专业学术期刊上发表 SCI 论文 40 余篇，参编国际专著 2 部，主编专著 5 部；获国家专利授权 11 项。获教育部科技进步奖一等奖 1 项；中华医学科技奖一等奖 1 项；上海医学科技奖二等奖 1 项。

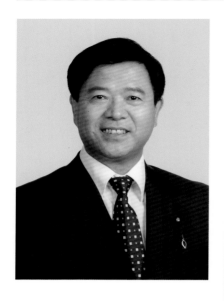

蔡定芳

专业

中西医结合临床

专业技术职称

主任医师，教授，博导

工作单位与职务

复旦大学附属中山医院
中医/中西医结合科科主任，
中西医结合脑病科主任
复旦大学中西医结合研究所副所长
复旦大学上海医学院
中西医结合系副主任

● 主要学习经历

1972–1974 · 温州医学院　专科

1979–1982 · 浙江中医学院 经典医著专业　硕士

1985–1988 · 南京中医药大学 温病专业　博士

1994–1995 · 日本富山医科药科大学 神经科学　博士后

● 主要工作经历

1974–1979 · 温州市第二人民医院　住院医师

1982–1985 · 浙江省中医药研究院　主治医师，研究员

1988–2002 · 复旦大学附属华山医院　副教授，教授，博士生导师

2002– 至今 · 复旦大学附属中山医院　科主任，教授，博士生导师

● 重要学术兼职

2008– 至今 · 中国中西医结合学会　常务理事

2010– 至今 · 中国医师协会中西医结合分会　副会长

2010– 至今 · 上海市中西医结合学会神经科专业委员会，上海市中医药学会神经内科分会　主任委员

2012– 至今 · 上海市中医药学会综合医院中医科发展分会　主任委员

2014– 至今 · *Integrative Medicine International*　主编

● 代表性论文，著作

1. Wang GH, Lan R, Zhen XD, Zhang W, Xiang J, Cai DF. *An-Gong-Niu-Huang* Wan protects against cerebral ischemia induced apoptosis in rats: Up-regulation of Bcl-2 and down-regulation of Bax and caspase-3. Journal of Ethnopharmacology, 2014, 154(1): 156-162. (通讯作者，IF: 2.755)

2. Gu X, Zhang W, Xu L, Cai D. Quantitative assessment of the influence of prostate stem cell antigen polymorphisms on gastric cancer risk. Tumor Biol, 2014, 35: 2167-2174. (通讯作者，IF: 2.518)

3. Ma J, Liu J, Wang Z, Gu X, Fan Y, Zhang W, Xu Li, Zhang J, Cai D. NF-kappaB-dependent MicroRNA-425 upregulation promotes gastric cancer cell growth bytargeting PTEN upon IL-1β induction. Mol Cancer, 2014, 13(1): 40. (通讯作者，IF: 5.134)

4. Lan R, Zhang Y, Xiang J, Zhang W, Wang GH, Li WW, Xu LL, Cai DF. Xiao-Xu-Ming decoction preserves mitochondrial integrity and reduces apoptosis after focal cerebral ischemia and reperfusion via the mitochondrial p53 pathway. J Ethnopharmacol, 2014, 151(1): 307-316. (通讯作者，IF: 2.755)

5. Pan W, Kwak S, Li G, Chen Y, Cai D. Therapeutic effect of Yang-Xue-Qing-Nao granules on sleep dysfunction in Parkinson's disease. Chin Med, 2013, 8(1): 14. (通讯作者，IF: 2.343)

6. Pan W, Kwak S, Li F, Wu C, Chen Y, Yamamoto Y, Cai D. Actigraphy monitoring of symptoms in patients with Parkinson's disease. Physiol Behav, 2013, 119C: 156-160. (通讯作者，IF: 3.16)

7. Lan R, Xiang J, Zhang Y, Wang GH, Bao J, Li WW, Zhang W, Xu LL, and Cai DF. PI3K/Akt pathway contributes to neurovascular unit protection of Xiao-Xu-Ming decoction against focal cerebral ischemia and reperfusion injury in rats. Evidence-based complementary and alternative medicine, 2013: 459467. doi: 10.1155/2013/459467. (通讯作者, IF: 1.722)

8. Lan R, Xiang J, Wang GH, Li WW, Zhang W, Xu LL, and Cai DF. Xiao-Xu-Ming decoction protects against blood-brain barrier disruption and neurological injury induced by cerebral ischemia and reperfusion in rats. Evidence-based complementary and alternative medicine, 2013: 629782. doi: 10.1155/2013/629782. (通讯作者, IF: 1.722)

9. Sun Shan, Tong Hong-Min, Feng Yi, Gao Jun-Peng, Fan Yue, Tang Yan-Hong, Yang Yun-Ke, Li Wen-Wei, Wang Xiang-Yu, Ma Jun, Wang Guo-Hua, Huang Ya-Ling, Li Hua-Wei, Cai Ding-Fang. New evidences for fractalkine/CX3CL1 involved in substantia nigral microglial activation and behavioral changes in a rat model of Parkinson's disease. Neurobiol Aging, 2011, 32(3): 443-458. (通讯作者, IF: 6.166)

10. 主编. 中医与科学——姜春华中医中西医结合研究. 上海: 上海科学技术出版社, 2009.

11. 第二主编. 肾虚与科学——沈自尹院士的中西医结合研究心路历程. 北京: 人民卫生出版社, 2007.

12. 第二主编. 中医神志病学. 上海: 上海中医药大学出版社, 2009.

● 重要科技奖项

1. 分期辨证治疗急性缺血性脑卒中研究（200602102L01）. 2006. 科学技术奖二等奖. 第 1 完成人.

2. 肾阳虚证的神经内分泌学基础与临床应用（2010-J-234-2-02-R04）. 2010. 国家科技进步二等奖. 第 4 完成人.

3. 专利：

专利权人：复旦大学附属中山医院

发明人：蔡定芳、赵虹、李文伟、杨云柯、廖红敏、顾洁、范越

● 学术成就概览

蔡定芳教授，1988 年毕业于南京中医药大学，获博士学位。后进入复旦大学附属华山医院工作，师从沈自尹院士，期间于 1990 年 7 月 –1991 年 7 月作为访问学者留学日本国德岛大学医学部，1994 年 9 月 –1995 年 9 月作为特别研究员留学日本富山医科药科大学药学部，在著名学者大黑成夫教授、木村正康教授指导下从事神经科学的临床与实验研究。2002 年进入复旦大学附属中山医院中医 / 中西医结合科担任科主任工作，2004 年入选国家中医药管理局优秀中医临床人才。

2005 年入选上海市医学领军人才以来，蔡定芳教授主攻神经内科疾病的中医、中西医结合治疗与研究，活跃在医教研第一线并取得成绩，得到广大病员及同仁的好评。现任复旦大学附属中山医院中医科主任、中西医结合科主任、中西医结合脑病科主任，复旦大学中西医结合研究所副所长，复旦大学上海医学院中西医结合系副主任博士生研究生导师，中国中西医结合学会常务理事，中国医师协会中西医结合分会副会长、上海市中西医结合学会神经科专业委员会和上海市中医药学会神经内科分会主任委员、上海市中医药学会综合医院中医科发展分会主任委员、《中国中西医结合杂志》编委、*Integrative Medicine International* 主编。

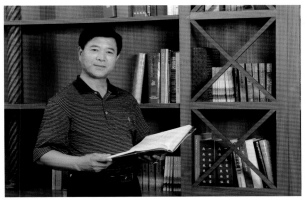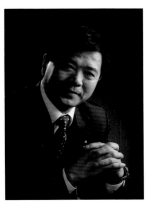

医教研方面，蔡定芳教授承担中日合作攻关，国家自然科学基金，卫生部，教育部等多项研究课题。在与日本的国际合作中反应出较好的政治素质及国际合作项目管理攻关实力。多次参加国内外学术会议。以第一作者在国内外医学期刊（含 SCI19 篇，累计 IF: 54）发表学术论文 100 多篇，合著 12 部。主要学术观点与贡献：1. 运用补肾养肝方药延缓黑质纹状体神经元变性；2. 运用小续命汤补阳还五汤等分期结合辨证保护急性缺血性卒中神经单元。2006 年获中国中西医结合学会科学技术奖二等奖 – 分期辨证治疗急性缺血性脑卒中研究（第 1 完成人）。2007 年入选上海市领军人才。2010 年获国家科技进步二等奖 – 肾阳虚证的神经内分泌学基础与临床应用（第 4 完成人），2011 年入选上海市名中医。2013 年获专利一项：肉苁蓉提取物在制备治疗帕金森病药剂中的应用。指导毕业的硕士研究生 8 名，博士研究生 9 名，在读博士研究生 3 名，硕士研究生 2 名，博士后 1 名。

上海领军人才学术成就概览·医学卷

上海领军人才
学术成就概览·医学卷

2008年

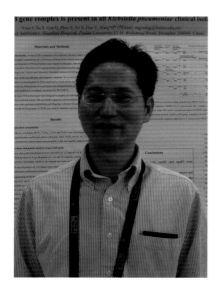

王明贵

专业

内科学

专业技术职称

教授，主任医师

工作单位与职务

复旦大学附属华山医院
抗生素研究所常务副所长

● 主要学习经历

1982.09－1987.06・浙江医科大学医学系　学士

1990.09－1995.06・上海医科大学华山医院　博士

2001.07－2003.09・美国哈佛医学院　博士后

● 主要工作经历

2003.12－ 至今　　・复旦大学华山医院抗生素研究所　主任医师，教授，副所长（2004.03~）、常务副所长（2012.04~）

　　　　　　　　・复旦大学华山医院感染科　副主任（2006.03~）

1997.07－2003.11・复旦大学华山医院抗生素研究所　副教授

1995.07－1997.06・上海医科大学华山医院抗生素研究所　主治医师

1990.09－1995.06・上海医科大学华山医院　临床型研究生，住院医师

● 重要学术兼职

2012.06－　　・上海市医学会感染与化疗专科分会　主任委员

2014.06－　　・中国医药教育协会感染疾病专业委员会　副主任委员

2013.03－　　・*International Journal of Antimicrobial Agents*　Section Editor

2014.04－　　・*Journal of Microbiology，Immunology and Infection*　Section Editor

2013.01－　　・*Journal of Global Antimicrobial Resistance*　Section Editor

● 代表性论文，著作

1. Wang MH, Guo Q, Xu X, Wang X, Ye X, Wu S, Hooper DC, Wang MG. New plasmid-mediated quinolone resistance gene, *qnrC*, found in a clinical isolate of *Proteus mirabilis*. Antimicrobial Agents and Chemotherapy, 2009, 53(5): 1892-1897. (IF: 4.716)

2. Xu X, Lin D, Yan G, Ye X, Wu S, Guo Y, Zhu D, Hu F, Zhang Y, Wang F, Jacoby GA, Wang M. *vanM*, a new glycopeptide resistance gene cluster found in *Enterococcus faecium*. Antimicrob Agents Chemother, 2010, 54(11): 4643-4647.(IF: 4.802)

3. Wang M, Tran JH, Jacoby GA, Zhang Y, Wang F, Hooper DC. Plasmid-mediated quinolone resistance in clinical isolates of *Escherichia coli* from Shanghai, China. Antimicrobial Agents and Chemotherapy, 2003, 47(7): 2242-2248. (SCI, IF: 4.246)

4 Guo Q, Weng J, Xu X, Wang M, Wang X, Ye X, Wang W, Wang M. A mutational analysis and molecular dynamics simulation of quinolone resistance proteins QnrA1 and QnrC from *Proteus mirabilis*. BMC Structural Biology, 2010, 10: 33. (IF: 2.79)

5 Huang J, Wang M, Ding H, Ye M, Hu F, Guo Q, Xu X, Wang M. New Delhi metallo-β-Lactamase-1 in carbapenem-resistant *Salmonella* strain, China. Emerg Infect Dis, 2013, 19(12): 2049-2051. (IF: 5.993)

6 Liu Y, Ye X, Zhang H, Xu X, Li W, Zhu D, and Wang M. Antimicrobial susceptibility of *Mycoplasma pneumoniae* isolates and molecular analysis on macrolide-resistant strains from Shanghai China. Antimicrobial Agents and Chemotherapy, 2009, 53(5): 2160-2162. (IF: 4.716)

7. Liu Y, Ye X, Zhang H, Xu X, Wang M. Multi-clonal origin of macrolide-resistant Mycoplasma pneumoniae isolates determined by multiple-locus variable-number tandem-repeat analysis. J Clin Microbiol, 2012, 50(8): 2793-2795. (IF: 4.153)

8. Wang P, Hu F, Xiong Z, Ye X, Zhu D, Wang YF, Wang M. Susceptibility of extended-spectrum-β-lactamase-producing *Enterobacteriaceae* according to the new CLSI breakpoints. J Clin Microbiol, 2011, 49(9): 3127-3131. (IF: 4.22)

9. Ma J, Zeng Z, Chen Z, Xu X, Wang X, Deng Y, Lü D, Huang L, Zhang Y, Liu J Wang M. High Prevalence of Plasmid-mediated quinolone resistance determinants *qnr, aac(6')-Ib-cr* and *qepA* among ceftiofur-resistant *Enterobacteriaceae* isolates from companion and food-producing animals. Antimicrobial Agents and Chemotherapy, 2009, 53(2): 519-524. (IF: 4.716)

10. 主编. 血流感染实验诊断与临床诊治. 第二版. 上海：上海科学技术出版社，2014.

● 重要科技奖项

1. 细菌对喹诺酮类的质粒介导耐药机制及其耐药性的防治策略. 2010. 教育部科技进步一等奖. 第1完成人.

2. 细菌对喹诺酮类的质粒介导耐药机制及其耐药性的防治策略. 2010. 中华医学科技三等奖. 第1完成人.

3. 细菌对喹诺酮类抗菌药物耐药的形成机制及防治策略. 2008. 上海市科技进步三等奖. 第1完成人.

● 学术成就概览

获得的荣誉：国家重点基础研究发展计划（"973"计划）项目首席科学家（2005），国家自然科学基金医学科学部专家评审组成员（2010～13），卫生部合理用药专家委员会专家（2011），上海领军人才（市组织部，2008），上海市优秀学科带头人（市科委，2006），上海市医学领军人才（市卫生局，2006），上海市卫生系统先进工作者（2007）。

专业特长：感染性疾病特别是各类细菌及真菌性感染的诊治，抗菌药物的合理应用。

科研成就：研究方向为细菌耐药性及耐药机制研究，获得15项各类科研项目资助，包括国家科技部"973"项目、"863"课题2项、国家自然科学基金重大国际合作项目1项及面上项目3项、上海市科委重点项目2项等。

通过对临床分离菌对喹诺酮类抗菌药质粒介导耐药的流行病学、耐药及传播机制等系列研究，明确了我国细菌对喹诺酮类耐药性上升迅速的原因，在国际上报道一个新的喹诺酮类耐药基因*qnrC*，并对其结构与功能进行了深入的研究，*qnrC*等标准菌株赠送国内外约150个课题组，研究成果为喹诺酮类抗菌药的临床合理应用、延缓细菌耐药性的产生起了重要的作用。发现糖肽类抗菌药万古霉素的新耐药基因*vanM*及十余个耐药基因亚型，发表国际会议论文摘要37篇，在大型国际会议上用英文作特邀专题演讲12次、论文口头交流4次，发表的英文研究论文被国际刊物引用近1 000次，提升了我国细菌耐药机制研究在国际上的影响力。

教学成绩：作为博士生导师，培养博士研究生25人，其中已毕业、获得博士学位14人，在读11人。

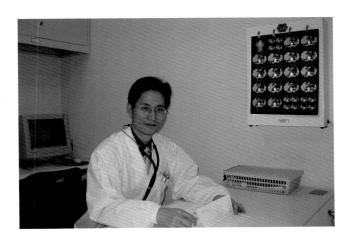

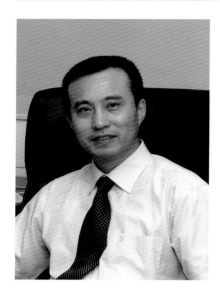

卢 伟

专业

流行病学

专业技术职称

主任医师

工作单位与职务

上海市卫生局卫生监督所所长

● 主要学习经历

1979.09−1984.07 · 上海第一医学院卫生系　医学学士

1997.08−1998.06 · 瑞典于默奥大学　公共卫生硕士

2003.08−2007.05 · 复旦大学公共卫生学院（在职）医学博士

● 主要工作经历

1984.08−1998.10 · 上海市卫生防疫站　劳动卫生科科主任

1998.11−2014.02 · 上海市疾病预防控制中心　中心副主任

2007.04−2014.02 · 上海市预防医学研究院　常务副院长

2014.02− 至今　 · 上海市卫生局卫生监督所　所长

● 重要学术兼职

2011.10− 至今　 · 上海市预防医学会　副会长

2014.09− 至今　 · 中华预防医学会　理事

2009.08− 至今　 · 环境与职业医学杂志　副主编

2010.10− 至今　 · 中华预防医学杂志　编委

● 代表性论文，著作

1. Changes in quality of life among breast cancer patients three years post-diagnosis. Breast Cancer Research and Treatment, 2009, 114(2): 357-369.

2. Impact of newly diagnosed breast cancer on quality of life among Chinese women. Breast Cancer Research and Treatment, 2009, 102(2): 201-210.

3. Trend in Childhood Cancer Incidence and Mortality in Urban Shanghai, 1973-2005. Pediatric Blood & Cancer, 2010, 54(7): 1009-1013.

4. 上海 15−74 岁居民代谢综合征的流行特征 . 中华预防医学杂志 , 2006, 40(4): 262-269.

5. 老年跌倒干预措施效果的 Meta 分析 . 环境与职业医学杂志 , 2006, 23(4): 289-295.

6. 上海市糖尿病死亡趋势 APC 模型分析 . 环境与职业医学杂志 , 2006, 23(3): 191-197.

7. Occupational health management and service for small-scale industries in Shanghai. Toxicology, 2004, 198(1): 55-61.

8. 主编 . 工作场所有害因素危害特性实用手册 . 北京：化学工业出版社 , 2008.

9. 主编 . 公共健康风险评价 . 上海：上海科学技术出版社 , 2013.

10. 主编 . 综合医院卫生学评价 . 上海：上海科学技术出版社 , 2014.

● 重要科技奖项

1. 社区伤害疾病负担及综合防治模式研究 . 2009. 上海市医学科技三等奖 . 第 1 完成人 .

2. 上海市 2 型糖尿病社区防治研究 . 2007. 中华预防医学会科学技术二等奖 . 第 2 完成人 .

3. 上海市 2 型糖尿病社区防治研究及其推广应用 . 2007. 上海市科学技术二等奖 . 第 2 完成人 .

4. 上海市恶性肿瘤病例登记报告管理系统 . 2006. 上海市科学技术三等奖 . 第 1 完成人 .

● 学术成就概览

卢伟教授长期在慢病防治工作领域开展研究，定位合理，眼光长远，带领有关科室专业技术人员填补了在慢性病社区疾病管理科研方面的空白，确定了相关业务的发展方向，提高了分管科室的专业技术水平，为上海市疾控中心各项科研成果打下了坚实的基础，为推动疾控事业的内涵发展做出了显著的成绩。按照慢病防治规划要求，他积极拓展本市慢病防治工作，加强社区慢病防治规范化建设，落实肿瘤、高血压、伤害和糖尿病等重点慢病的防治措施，提高管理率和控制率，开展重点慢病的示范点建设，组织开展慢病防治规划的评估工作，组织制定慢病监测计划和社区慢病工作指南。依托在疾病预防控制科研和管理工作方面的经验，他承担了多项涉及肺癌、胃癌等肿瘤及职业性疾病和环境相关疾病国际合作课题和市级课题，曾获国家科技成果 1 项，上海市科技进步奖三等奖 2 项；他注重协同创新，积极引导科技人员开展项目申请，牵头"十二五"国家传染病防治科技重大专项项目，全力执行第三轮公共卫生体系建设三年行动计划公共卫生学科建人才建设项目。在国内外专业杂志上发表论文 30 余篇，先后组织起草《上海市慢性非传染性疾病防治中长期规划》、《上海市恶性肿瘤登记管理办法》、《糖尿病社区防治指南》、《社区综合防治规范》；负责 SARS 流调和重大传染病预案制定，组建了本市慢病防治专家委员会，组织召开上海市胃癌国际研讨会；引入健康促进的方法积极开展慢病社区防治，撰写了《上海市慢性非传染病防治策略初探》和《上海市胃癌流行病学分析及对策》等论文。他组织申报的各级科研项目，先后多次获得市科学进步奖和卫生部预防医学奖。他鼓励内外联合，以此促进科研平台建设。他曾组织 4 家相关科研实验室开展体外微核组学的验证工作，有效减少试验动物的使用，缩短了我国化学物毒性检测和健康风险评估与国际先进水平之间的距离；通过开展 150 例新诊断结核病病例为期 2 年的队列研究，采集建立了涵盖近 1 000 份血液和尿样在内的生物样本库及临床病例信息库，采用高通量基因分析技术及代谢组学技术，初步建立基于系统毒理学的毒性测试和安全性评价新体系，将毒物基因组学毒物暴露后基因和代谢产物表达改变的识别体系应用于安全性评价和早期预警当中；通过该平台新增建立重要毒物的快速鉴定以及生物监测方法约 80 项，为本市饮用水安全预警和突发应急检测提供技术保障，相关检测技术水平达到国内领先水平。开发高通量、高灵敏度和特异度强的检测技术，开展本市病原鉴定、分子分型、基因变异、耐药等研究，打造集约化病原微生物综合检测平台，实践证明，此平台极大地提高了不明原因病原体的筛查能力，对发现人感染 H7N9 禽流感、在疑似散发腹泻病例中发现共同暴露因素的聚集性事件等应急处置具有重要作用。为丰富培养模式，加快公共卫生人才梯队建设，他组织实施了公共卫生高端海外研修项目和公共卫生青年人才海外留学项目，选派专业人员分赴美国、加拿大、澳大利亚等国外高校或研究机构进修研修；同时积极探索"学用结合"的青年精英培养模式，与美国 CDC 合作，优化现场流行病学培训项目的设置，学员在防控人感染 H7N9 禽流感疫情中发挥了重要作用。在他的积极支持下，"上海市疾控人才培养小百人计划"三年来共培养 100 名区县骨干，取得很好反响。

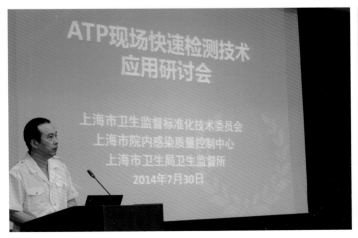
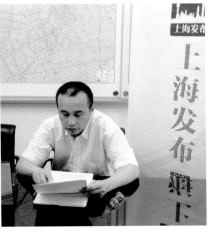
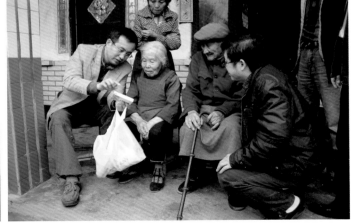

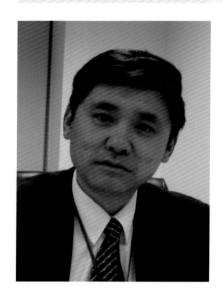

朱正纲

专业
外科学
专业技术职称
二级教授
工作单位与职务
上海交通大学医学院附属瑞金医院

主要学习经历

1973.09－1977.02 · 上海第二医学院医学系
1977.02－1979.02 · 上海第二医学院试点研究生班
1984.09－1987.07 · 上海第二医科大学　医学硕士
1988.02－1990.12 · 上海第二医科大学　医学博士

主要工作经历

1977.2－ 至今　　· 上海交通大学医学院附属瑞金医院　历任：住院医师、主治医师、副教授、教授
　　　　　　　· 外科副主任、主任、医院副院长、二医大副校长、交通大学副校长兼医学院院长、医院院长等

重要学术兼职

2003－2009　　· 中国抗癌协会常务理事兼胃癌专委会　主任委员
2007－2012　　· 中华医学会外科学分会　委员
2007－ 至今　　· 中国医师协会外科医师分会　副主任委员
2013－ 至今　　· 全国上消化道外科医师专业委员会　主任委员
2006－ 至今　　· 上海医学会　副会长
2006－ 至今　　· 上海市抗癌协会胃肠道肿瘤专委会　主任委员

代表性论文，著作

1. Zheng Gang Zhu, Lei Tang, Chen Li, Min Yan, Qiu Meng Yang et al. Efficacy and safety of intraoperative peritoneal hyperthermic chemotherapy for advanced gastric cancer with serosal invasion. Digestive Surgery, 2006, 23(1-2): 93-102.

2. Yun-wei Wang, Bing-ya Liu, Xue-hua Chen, Jian-fang Li, Min Yan, Zheng-gang Zhu. In vitro and In vivo evidence of metallopanstimulin-1 in gastric cancer progression and tumorigenicity. Clin Cancer Res, 2006, 12(16): 4965-4973.

3. Yu YY, Pan YS and Zhu ZG. Homeeobox genes and thire functions on development of neoplasm in gastrointestinal tract. Euro J Surg Oncol, 2007, 33(2): 129-132.

4. Hao Y, Yu YY and Zhu ZG. IPO-38 is identified as a novel serum biomarker of gastric cancer based on clinical proteomics technology. J Proteome Res, 2008, 7(9): 3668-3677.

5. Chao Yan, Yan Min, Zheng-Gang Zhu. Value of multidetector-row computed tomography in the preoperative T and N staging of gastric cancer: A large-scale Chinese study. Journal of Surgical Oncology, 2009, 99: 1-10.

6. X Guo, W Liu, Y Pan, P Ni, J Ji, L Guo, J Zhang, J Wu, J Jiang, X Chen, Q Cai, J Li, Q Gu, B Liu, Z Zhu and Y Yu. Homeobox gene IRX1 is a tumor suppressor gene in gastric carcinoma. Oncogene, 2010, 29: 3908-3920.

7. Jingguo Wang, Wuehue Chen, Bingya Liu and Zhenggang Zhu. Suppression of PTP1B in gastric cancer cells in vitro induces a change in the genome-wide expression profile and inhibits gastric cancer cell growth. Cell Biology International, 2010, 34: 747-753.

8. Lei KF, Liu BY, Wang YF, Chen XH, Yu BQ, Guo Y, Zhu ZG. SerpinB5 interacts with KHDRBS3 and FBXO32 in gastric cancer cells. Oncol Rep, 2011, 26(5): 1115-1120.

9. Pu Li, Xuehua Chen, Liping Su, Chenglong Li, Qiaoming Zhi, Beiqin Yu, Hong Sheng, Junqing Wang, Runhua Feng, Qu Cai, Jianfang Li, Yingyan Yu, Min Yan, Bingya Liu and Zhenggang Zhu. Epigenetic silencing of miR-338-3p contributes to tumorigenicity in gastric cancer by targeting SSX2IP. Plos One, 2013, (6): 6678.

10. Chen Li, Jian fang Li, Qu cai, Qing Qing Qiu, Min yan, Bing Ya Liu and Zheng Gang Zhu. MiRNA-199a-3p in plasma as a potential dignistic biomarker for gastric cancer. Ann Surg Oncol, 2013, 108(2): 89-92.

11. 主编 . 胃肠道肿瘤外科综合治疗新技术 . 北京：人民军医出版社 , 2002.

12. 主编 . 胃癌研究新进展 . 上海：上海科技教育出版社 , 2006.

13. 主编 . 实用普外科医师手册 . 上海：上海科学技术出版社 , 2013.

14. 主编 . 胃癌基础与临床新进展 . 上海：上海科学技术出版社 , 2013.

15. 第二主编 . 外科学：普通外科分册 . 北京：人民卫生出版社 , 2013.

16. 参编 . 现代外科基本问题（上、下册）. 上海：上海科学技术出版社 , 2000.

● 重要科技奖项

1. 1993. 上海市高校优秀青年教师 .

2. 1998. 上海市卫生局先进工作者 .

3. 1998. 卫生部抗洪抢险、救灾防病先进个人 .

4. 2008. 卫生部有突出贡献中青年专家 .

5. 2010. 全国优秀科技工作者 .

6. 2014. 全国优秀医院院长 .

7. 1993. 国务院政府特殊津贴 .

8. 2006. 教育部科技进步二等奖 . 第 1 获奖者 .

9. 2007. 中华医学科技二等奖 . 第 1 获奖者 .

10. 2005. 上海市科技进步一等奖 . 第 1 获奖者 .

11. 2013. 上海市科技进步一等奖 . 第 1 获奖者 .

12. 1999. 国家科技进步三等奖 . 第 3 获奖者 .

13. 2008. 国家科技进步二等奖 . 第 1 获奖者 .

● 学术成就概览

朱正纲教授长期从事胃肠道肿瘤外科综合治疗的基础与临床研究。近年来主要注重于胃癌的早期诊断、规范化的外科综合治疗，尤其在诊断、预防与治疗胃肠道肿瘤腹膜转移复发方面开展诸多研究；在转化性医学研究方面着重于胃癌分子分型、敏感肿瘤标志物、以及肿瘤复发转移机理等的研究。自获得上海市领军人才荣誉后，朱正纲教授及其团队共申请到国家自然科学基金、科技部、教育部、卫生部与上海市各类科研课题 40 余项，总经费达 2 000 余万元；培养硕士、博士研究生 50 余名，部分科研成果应用临床后，提高了早期胃癌诊断率，5 年生存率始终处于国内领先水平之列，并已接近国外发达国家的治疗的水平；作为主要专家朱正纲教授曾接受国家卫生计生委邀请参加制定或修改国家级胃癌的诊疗规范，经常应国内外各学术团体邀请参加各种学术会议，作专题演讲等；朱正纲教授领衔的《胃癌外科综合治疗的基础与临床研究》等多项科研成果先后获得国家、教育部、科技部、卫生部与上海市科技进步一、二、三奖，共计 14 项；他领衔的团队也入围上海市胃肿瘤重点实验室与国家临床重点专科建设行列，并因此获得全国先进科技工作者、卫生部有突出贡献的中青年专家等称号，自 1993 年起享受国务院特殊政府津贴。

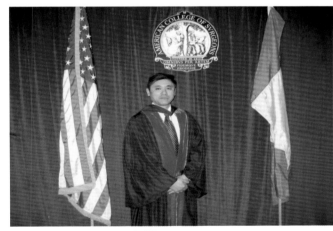

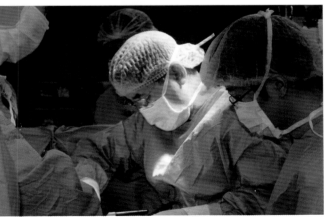

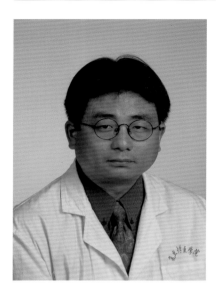

朱依谆

专业
药理学

专业技术职称
教授

工作单位与职务
复旦大学药学院院长

● 主要学习经历

1983.09－1989.07 · 上海第二医科大学　学士
1990.05－1994.04 · 德国海德堡大学　博士

● 主要工作经历

1994.05－1996.05 · 德国基尔大学医学院药理系　博士后
1996.06－1997.11 · 德国基尔大学医学院药理系　课题研究组组长
1997.12－1998.07 · 德国 Hoechst Marion Roussel 科学研究部　中国区域经理
1998.07－2005.08 · 新加坡国立大学　李光耀奖研究员，高级研究员
2005.09－ 至今　· 复旦大学药学院　院长，教授，博导

● 重要学术兼职

2007.07－ 至今　· 中国药学会　常务理事
2012.05－ 至今　· 中国药理学会　常务理事
2006.12－ 至今　· 上海药学会　副理事长
2006.05－ 至今　· 全国高等医学教育学会药学教育分会　副理事长
2004.07－ 至今　· 国际天然药物学会　秘书

● 代表性论文，著作

1. Sherrin T, Todorovic C, Zeyda T, Tan CH, Wong PT, Zhu YZ, Spiess J. Chronic stimulation of corticotropin-releasing factor receptor 1 enhances the anxiogenic response of thecholecystokinin system. Mol Psychiatry, 2009, 14(3): 291-307. (IF: 14.897)
2. Pan LL, Liu XH, Shen YQ, Wang NZ, Xu J, Wu D, Xiong QH, Deng HY, Huang GY, Zhu YZ. Inhibition of NADPH oxidase 4-related signaling by sodium hydrosulfide attenuates myocardial fibrotic response. Int J Cardiol, 2013, 168(4): 3770-3778. (IF: 5.505)
3. Liu XH, Pan LL, Deng HY, Xiong QH, Wu D, Huang GY, Gong QH, Zhu YZ. Leonurine (SCM-198) attenuates myocardial fibrotic response via inhibition of NADPH oxidase 4. Free Radic Biol Med, 2013, 54: 93-104. (IF: 5.271)
4. Kan J, Guo W, Huang C, Bao G, Zhu Y, Zhu YZ S-propargyl-cysteine, a novel water-soluble modulator of endogenous hydrogen sulfide, promotes angiogenesis through activation of signal transducer and activator of transcription 3. Antioxid Redox Signal, 2014, 20(15): 2303-2316. (IF: 7.189)
5. Loh KP, Qi J, Tan BK, Liu XH, Wei BG, Zhu YZ. Leonurine protects middle cerebral artery occluded rats through antioxidant effect and regulation of mitochondrial function. Stroke, 2010, 41(11): 2661-2668. (IF: 6.158)
6. Wang Q, Wang XL, Liu HR, Rose P, Zhu YZ. Protective effects of cysteine analogues on acute myocardial ischemia: novel modulators of endogenous H(2)S production. Antioxid Redox Signal, 2010, 12(10): 1155-1165. (IF: 7.189)
7. Pan LL, Liu XH, Zheng HM, Yang HB, Gong QH, Zhu YZ. S-propargyl-cysteine, a novel hydrogen sulfide-modulated agent, attenuated tumor necrosis factor-α-induced inflammatory signaling and dysfunction in endothelial cells. Int J Cardiol, 2012, 155(2): 327-332. (IF: 5.505)

8. Gong QH, Wang Q, Pan LL, Liu XH, Xin H, Zhu YZ. S-propargyl-cysteine, a novel hydrogen sulfide-modulated agent, attenuates lipopolysaccharide-induced spatial learning and memory impairment: involvement of TNF signaling and NF-κB pathway in rats. Brain Behav Immun, 2011, 25(1): 110-119. (IF:5.612)

9. Zhang Y, Guo W, Wen Y, Xiong Q, Liu H, Wu J, Zou Y, Zhu YZ. SCM-198 attenuates early atherosclerotic lesions in hypercholesterolemic rabbits via modulation of the inflammatory and oxidative stress pathways. Atherosclerosis, 2012, 224(1): 43-50. (IF: 3.706)

10. Shen Y, Shen Z, Miao L, Xin X, Lin S, Zhu YC, Guo W, Zhu Y. MiRNA-30 Family Inhibition Protects against Cardiac Ischemic Injury by Regulating Cystathionine-γ-Lyase Expression. Antioxid Redox Signal, 2014. [Epub ahead of print] (IF: 7.667)

● 重要科技奖项

1. 2011. 中国药学科技三等奖.

2. 2008. 上海药学科技二等奖.

3. 2010. 上海药学科技二等奖.

4. 2013. 上海药学科技二等奖.

5. 2010. 药明康德奖.

● 学术成就概览

朱依谆教授自 2008 年获得领军人才的六年多来，学术成就喜人。2009 年荣获国家重大研究计划（"973"）首席科学家（主持项目经费 2 100 万元），上海市优秀学科带头人，国家重大新药创制大平台负责人（总金额 8 000 万元，2012 年 5 月顺利通过国家科技部专家组的验收），国家精品课程《药理学》主讲人。2010 年起担任全国高等药学院校《药理学》（第 7 版）主编，获得全国百名华侨华人杰出创业奖和上海市白玉兰纪念奖。2011 年成为教育部长江学者特聘教授，担任 *J Alzheimer Disease* 和 *Life Sci.* 副主编（Associate Editor）及 *Biosci. Reports* 编委。2013 年开始主持国家自然科学基金重点项目。

2008 年以来发表 SCI 论文 60 篇，平均影响因子 4.0。获中国授权专利 13 项，美国专利一项。申请美国及世界新药发明专利共 5 项，已有 2 个候选药物获选在国家重大新药创制专项中孵化。自 2005 年 9 月任院长以来，带领药学院在教学、科研、学科建设等方面取得很大成绩，有不少零的突破。如：药学院的第一个"973"首席科学家、首位国家杰出青年获得者、首个全国百篇优秀博士论文获得者、首次获国家重点学科。在上海主持举办多个大型国际学术会议，大大提升了药学院的国际知名度及影响力。

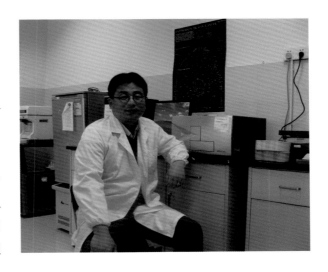

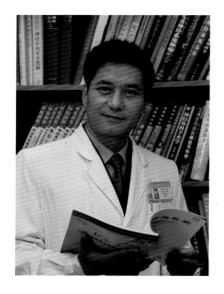

刘建民

专业
外科学

专业技术职称
教授、主任医师

工作单位与职务
上海长海医院神经外科科主任

主要学习经历

1979.09—1984.06 · 第二军医大学临床医学　学士

1993.09—1996.07 · 第二军医大学神经外科学　研究生

1997.07—1997.09 · 日本大阪市立医院神经外科　客座副教授

1998.10—1999.12 · 英国牛津大学医学院放射科　交流培训

2013.09—2013.09 · 加拿大多伦多大学　客座教授

主要工作经历

1984.07—1990.12 · 第二军医大学第一附属医院　医师，助教

1990.12—2001.09 · 第二军医大学第一附属医院　主治医师，副主任医师

1999.02—2006.12 · 第二军医大学第一附属医院　神经外科副主任

2001.09— 至今　· 第二军医大学第一附属医院　主任医师，教授

2006.12— 至今　· 第二军医大学第一附属医院　神经外科主任

2012.02— 至今　· 全军脑血管病研究所　所长

重要学术兼职

2013.13— 至今　· 中国生物医学工程学会介入医学工程分会　副主任委员

2011.11— 至今　· 中华医学会神经外科分会　常务委员、介入学组组长

2013.12— 至今　· 上海市卒中学会　候任主委

2013.04— 至今　· 上海市医学会神经外科分会　副主任委员

2011.03— 至今　· 全军神经外科学会　副主任委员

代表性论文，著作

1. A Novel Flow-Diverting Device (Tubridge) for the Treatment of 28 Large or Giant Intracranial Aneurysms: A Single-Center Experience. AJNR Am J Neuroradiol, 2014. (通讯作者 , IF: 3.167)

2. China's growing contribution to global intracranial aneurysm research (1991-2012): a bibliometric study. PLoS One, 2014. (通讯作者 , IF: 3.73)

3. Analysis of morphologic and hemodynamic parameters for unruptured posterior communicating arteryaneurysms with oculomotor nerve palsy. AJNR Am J Neuroradiol, 2013. (通讯作者 , IF: 3.167)

4. Decreased miR-106a inhibits glioma cellglucose uptake and proliferation by targeting SLC2A3 in GBM. BMC Cancer, 2013. (通讯作者 , IF: 3.333)

5. Endothelial progenitor cells contribute to neointima formation in rabbit elastase-induced aneurysm after flow diverter treatment. CNS Neurosci The, 2013. (通讯作者 , IF: 4.458)

6. Hemodynamic changes by flow diverters in rabbit aneurysm models: a computational fluid dynamic study based on micro-

刘建民

Computed Tomography reconstruction. Stroke, 2013. （通讯作者，IF: 6.158）

7. Hemodynamic Changes Caused by Flow Diverters in Rabbit Aneurysm Models: Comparison of Virtual and Realistic FD Deployments Based on Micro-CT Reconstruction. PLoS One, 2013. （通讯作者，IF: 3.73）

8. Morphological and hemodynamic analysis of mirror posterior communicating artery aneurysms. Plos One, 2013. （通讯作者，IF: 3.73）

9. Reconstruction of Saccular and Dissected Intracranial Aneurysm Using Solitaire AB Stents. Plos One, 2013. （通讯作者，IF: 3.73）

10. Vascular perforation by Enterprise stent during stent-assisted coil embolization for intracranial aneurysm. Cardiovasc Inter Rad, 2013. （通讯作者，IF: 5.243）

● 重要科技奖项

1. 2013. 教育部高等学校科学研究优秀成果奖科学技术进步一等奖.

2. 2012. 上海医学科技一等奖.

3. 2010. 校级教学成果二等奖.

4. 2009. 全国医药业科技进步一等奖.

5. 2009. 军队医疗成果三等奖.

6. 2008. 军队医疗成果一等奖.

7. 2008. 军队医疗成果三等奖.

8. 2005. 上海市科学技术进步二等奖.

9. 2005. 中华医学科技三等奖.

10. 2004. 上海市科学技术进步二等奖.

11. 2004. 上海医学科技二等奖.

12. 2003. 上海医学科技一等奖.

● 学术成就概览

刘建民教授从事神经系统疾病（脑血管病、脑肿瘤、癫痫、脑外伤等）工作30余年，以脑血管病（脑卒中）诊治为特色，开展颅内动脉瘤、脑供血动脉狭窄（颈动脉、椎动脉、颅内动脉）、脑梗死、脑（脊髓）动静脉畸形及动静脉瘘等脑血管病的治疗万余例，首创颅内支架成形术等11项新技术，创办"东方脑卒中大会""颈动脉狭窄论坛""颅内动脉瘤论坛""东亚神经介入论坛"及卫生部神经介入高级培训班。近3年先后主持国家科技支撑计划、国家自然基金、上海市及全军重大攻关课题等科研项目19项。

主要成就概括为以下三个方面：

（1）提出全新治疗理念并建立微创介入技术体系，有力推进了脑血管病微创治疗的发展。针对脑血管病高发病率、高残死率和高复发率的治疗困境，以微创治疗为突破，带领团队自20世纪90年代起开展脑血管

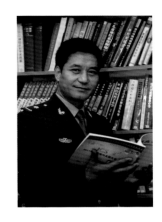

病介入治疗，至今共治疗1万余例，成为国际上规模最大的神经介入中心。其间积极进行技术革新，获得重大突破，具体包括：①颅内动脉瘤介入治疗技术新体系的建立：提出超早期栓塞治疗及血管重建的新理念，首创颅内支架成形术、重叠多支架、支架半释放等11项技术，并将上述技术整合成完善的脑动脉瘤介入治疗体系，使得95%以上脑动脉瘤可通过微创介入治愈，达到了国际领先水平。②脑血管畸形治疗创新理念与综合治疗：首创脑静脉内支架成形术，创新性提出DAVF介入栓塞必须闭塞瘘口静脉端的理念，开展动静脉入路栓塞、手术切除及立体定向放射治疗相结合的综合治疗体系，使异常交通性血管病治愈率达85%以上。③脑动脉狭窄支架成形术的创新：创用了多导丝辅助支架输送、球囊缓慢扩张和微导丝精确定位等技术，为脑梗死的二级预防提供了新方法，并大大提高了颅内支架成形术的成功率（达99.3%）、围手术期安全性及中短期疗效，为国际上开展该技术最早和最多的单位之一。

（2）以解决临床问题为导向，积极开展脑血管病相关基础研究，找准切入点，抢占紧密结合临床的特色科研高地。针对临床诊疗难题，率领课题组展开了脑血管病的系列基础研究。主要包括：①通过系列动物实验及临床研究，在国际上首先报道支架能有效促进动脉瘤解剖治愈，并提出载瘤动脉血管重建的脑动脉瘤治疗新理念，为支架治疗脑动脉瘤提供理论支持。②通过理想模型、动物模型以及病例特异数值模拟等多层次研究，深入探讨了动脉瘤发生、发展、破裂及复发等的流体力学机制，为动脉瘤治疗提供定量化决策依据。③开展内皮祖细胞在动脉瘤发病机制及治疗中作用的应用基础研究，为寻找脑动脉瘤的药物干预新疗法提供可能。④开展脑动脉粥样硬化性狭窄的分子机制及卒中相关基因研究，为卒中早期筛查及预后提供依据。2011年全军脑血管病研究所成立，2013年卫计委脑卒中筛查与防治基地成立。

（3）以科研反哺临床，开展具有自主知识产权介入器具研发，转化医学屡结硕果。针对临床治疗中存在的难题和现存器具的不足，在实验研究的基础上，大胆创新并提出一系列器械设计思路与发明，申请专利14项（其中国际专利2项），并积极进行产学研结合，先后研发完成了包括全球首个颅内支架（Apollo支架）、全球首个颅内覆膜支架（Willis）、全球首个血流导向装置（Tubridge），首个国产颈动脉支架和保护伞以及首个国产弹簧圈（Jasper）的研究与临床验证。目前已获得产品注册4项，完成临床验证并上报SFDA待批产品2项，正在进行临床验证产品2项。

医学卷 | 085

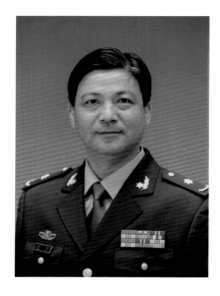

江 华

专业

外科学

专业技术职称

主任医师、教授

工作单位与职务

第二军医大学
附属长征医院整形外科主任

主要学习经历

1980.09-1985.07 · 第二军医大学临床医学系　学士
1997.10-2000.01 · 新加坡国立大学医学院手、重建外科　硕士

主要工作经历

1985.07-1990.11 · 长海医院整形外科　住院医师
1990.12-1995.08 · 长海医院整形外科　主治医师，讲师
1995.12-2000.04 · 长海医院整形外科　副教授，副主任医师
2000.04-2001.04 · 长征医院整形外科　副主任，副教授，副主任医师
2001.05-2002.08 · 长征医院整形外科　主任，副教授，副主任医师
2002.09- 至今　 · 长征医院整形外科　主任，教授，主任医师

重要学术兼职

2008.09- 至今　 · 亚洲泛太平洋地区面部整形学会　常务副主席
2009.11-2012.11 · 中国医师协会美容与整形外科分会　副会长
2012.07-2015.07 · 中国整形美容协会整形与重建外科分会　副会长
2014.03-2017.01 · 中国医师协会美容与整形医师分会乳房整形专业委员会　主任委员
2014.05- 至今　 · 中华医学会上海整形外科分会　候任主委

代表性论文，著作

1. Microglia/monocytes with NG2 expression have no phagocytic function in the cortex after LPS focal injection into the rat brain. Glia, 2012, 60(9): 1417-1426. (通讯作者, IF: 5.186)
2. Growing trend of China's contribution to the field of plastic and reconstructive surgery: a 10-year study of the literature. Ann Plast Surg, 2012, 68(3): 328-331. (通讯作者, IF: 1.318)
3. Two methods can simultaneously display both intramuscular nerves and blood vessels. Plast Reconstr Surg, 2012, 129(2): 401-411. (通讯作者, IF: 3.382)
4. Facial reanimation by one-stage microneurovascular free abductor hallucis muscle transplantation: personal experience and long-term outcomes. Plast Reconstr Surg, 2012, 130(2): 325-335. (通讯作者, IF: 3.382)
5. Surgical treatment of multiple symmetric lipomatosis (Madelung's disease): a single-center experience. J Oral Maxillofac Surg, 2011, 69(9): 2448-2451. (通讯作者, IF: 1.64)
6. Engineered cartilage with internal porous high-density polyethylene support from bone marrow stromal cells: A preliminary study in nude mice. Br J Oral Maxillofac Surg, 2010, 48(6): 462-465. (通讯作者, IF: 1.95)
7. Induced NG2 expressing microglia in the facial motor nucleus after facial nerve axotomy. Neuroscience, 2010, 166(3): 842-851. (通讯作者, IF: 3.556)
8. The role of endogenous reactive oxygen species in oxymatrine-induced caspase-3-dependent apoptosis in human melanoma A375

cells. Anticancer Drugs, 2010, 21(5): 494-501. (通讯作者, IF: 2.407)

9. Correlation of contractile function recovery with acetylcholine receptor changes in a rat muscle flap model. Microsurgery, 2010, 30(4): 307-313. (通讯作者, IF: 1.605)

10. The prominent role of plastic surgery in the Wenchuan earthquake disaster. J Trauma, 2010, 69(4): 964-969. (通讯作者, IF: 2.478)

● 重要科技奖项

1. 国家发明二等奖. 第1完成人.
2. 军队科技进步二等奖. 第1完成人.
3. 中华医学科技二等奖. 第1完成人.
4. 上海市医学科技二等奖. 第1完成人.

● 学术成就概览

江华教授具有扎实的整形外科相关理论知识。三十多年来，临床和研究工作涉及整形外科多个领域，在烧伤或创伤后畸形、先天性畸形、以及美容整形等方面积累了丰富的临床经验，尤其是各种手畸形和外生殖器畸形的整复治疗。在体表器官再造与整复，周围神经损伤修复和美容整形方面均具很高造诣。首创应用吻合血管神经的足拇展肌游离移植一期治疗晚期面瘫的方法，以恢复面部的静态对称和协调运动，克服了其它方法需两次手术、面部形态臃肿和治疗周期长等不足，对术后患者长期随访获得了满意的效果，为晚期面瘫的治疗提供了新的有效的方法，并被国内外学者广泛引用，填补了中国人在这一领域的空白。近年又在国内外率先开展通过腹腔镜技术切取大网膜做吻合血管的移植，充填面部治疗半侧颜面萎缩。解决了手术创伤大、瘢痕明显等问题，达到了国际先进水平，使整形外科和微创外科得到了理想的结合。在通过改良Sihler's肌内神经染色系列课题研究的基础上，提出了肌肉亚部移植概念，既满足了受区功能重建要求，又避免了受区遗留畸形及功能影响，研究成果"骨骼肌部分移植重建运动功能的基础和临床研究"先后获得了"上

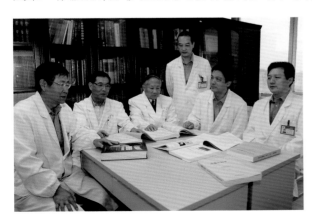

海市医学科技二等奖"和"中华医学科技二等奖"。此外，结合目前整形外科微创理念，先后开展了肉毒素注射除皱及面部轮廓重塑、自体脂肪注射形体重塑及腔镜辅助下乳房假体植入等多项

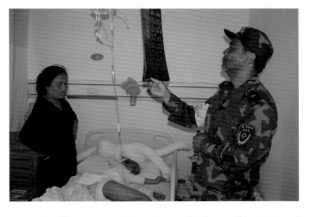

微创微整形技术。作为第一完成人，获国家发明三等奖、军队科技进步二等奖、中华医学科技二等奖、上海市医学科技二等奖各1项；发表论文100余篇，其中26篇分别发表于 Lancet、Glia、Plastic and Reconstructive Surgery、Muscle and Nerve 和 Clinical Orthopeadics and Related Research（美国）等杂志上。参加编写了《现代整形外科学》（人民军医出版社）、《手术学全集—整形烧伤外科卷》（人民军医出版社）、《现代显微外科学》（湖南科技出版社）等。先后获"全军育才奖"、"军队科技新星"、上海市"银蛇奖"、"上海市新长征突击手"等奖励，被上海市人民政府行政记大功一次。入选上海市"百名跨世纪学科带头人计划"和上海市"启明星计划"。作为第一申请人承担国家自然科学基金面上项目、上海市重大研究课题7项，获各种科研经费共计214万元。

目前担任学术任职有：亚洲泛太平洋地区面部整形学会副主席、中国整形美容协会整形与重建分会副会长、中国医师协会美容与整形外科分会副会长、中国医师协会美容与整形医师分会乳房整形专业委员会主任委员、中华医学会上海整形外科分会候任主委、全军整形烧伤外科学会常委。Plastic and Reconstructive Surgery 特约审稿人、《中华整形外科杂志》特约编委、《中国医学美容杂志》编委、《中国医学美容杂志》编委等。

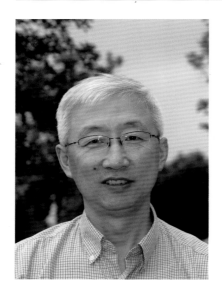

孙 波

专业

儿科学

专业技术职称

教授

工作单位与职务

复旦大学附属儿科医院小儿呼吸
与危重医学实验室主任
复旦大学特聘教授

● 主要学习经历

1978—1983 · 上海第二医学院儿科医学系　学士
1983—1987 · 上海医科大学附属儿科医院　硕士
1987—1993 · 瑞典卡罗林斯卡医学大学　医学科学博士

● 主要工作经历

1995— 至今 · 上海医科大学附属儿科医院　教授
1999—2004 · 教育部长江学者奖励计划　特聘教授

● 重要学术兼职

2005—2008 · 小儿危重医学协会国际联盟（WFPICCS）　委员
2009— 至今 · *Early Human Development*　副主编
2011— 至今 · *Pediatric Critical Care Medicine*　副主编

● 代表性论文，著作

1. Song JF, Palmer K, Sun B. Pathophysiology and pathology in acute and recovery phases of endotoxin-induced acute lung injury in young piglets after extracorporeal life support: effects of inhaled nitric oxide and surfactant. Pulmon Pharmacol Ther, 2010, 23: 78-87.
2. Hu XG, Sun B et al. Acute hypoxemic respiratory failure and acute respiratory distress syndrome in pediatric intensive care units in China. Acta Paediatrica, 2010, 99(6): 715-721.
3. Ma L, Sun B et al. Mortality of neonatal respiratory failure related to socioeconomic factors in Hebei Province of China. Neonatology, 2011, 100: 14-22.
4. Wang YF, Sun B et al. Effects of inhaled nitric oxide in neonatal hypoxemic respiratory failure in resource limited condition. Chin Med J, 2011, 124: 1156-1163.
5. Wang H, Sun B et al. Morbidity and mortality of neonatal respiratory failure in China. Surfactant treatment in very immature infants. Pediatrics, 2012, 129: e731-e740.
6. Zhu YF, Sun B et al. Mortality and morbidity of acute hypoxemic respiratory failure and acute respiratory distress syndrome in infants and young children. Chin Med J, 2012, 125: 2265-2271.
7. Sun L, Yue H, Sun B, et al. Estimation of birth population-based perinatal-neonatal mortality and preterm rate in China from a regional survey in 2010. J Matern Fetal Neonatal Med, 2013, 26: 1641-1648.
8. Wang YY, Sun B, Yue HN et al. An epidemiological survey of pediatric sepsis in regional hospitals in China. Pediatr Crit Care Med, 2014, 15(9): 814-820.
9. Bo Sun, Xiaomei Shao, Yun Cao, Shiwen Xia, Hongni Yue. Neonatal-Perinatal Medicine in a Transitional Period of China. Arch Dis Childh Fet Neonat Ed, 2013, 98: 440-444 (Review).
10. Sun L, Yue H, Sun B et al. Estimation of high risk pregnancy contributing to perinatal morbidity and mortality from a birth population-based regional survey in 2010 in China. BMC Pregnancy and Childbirth, 2014, 14: 338.

● 学术成就概览

1. 我国新生儿呼吸衰竭救治技术应用水平和发展趋势　孙波教授继 2003～2006 年开展了一项多中心临床研究在全国大中城市的新生儿呼吸衰竭救治技术应用水平研究（Pediatrics 2008），初步得出新生儿科救治危重新生儿的呼吸机治疗技术、规模、疗效－代价等基础情况后，选择河北省的大中城市新生儿科 NICU 病房作为协作组，再开展了该省救治新生儿呼吸衰竭救治技术应用水平的调查（论文 3），发现（地区市）基层医院救治水平已经接近并达到前一全国性研究的平均水平，并在早产新生儿应用无创呼吸机治疗规模和效果上有显著的提高，但是存在相当数量的放弃治疗。2008～2010 年，再组织全国 55 家大中城市三级医院新生儿科开展了新生儿呼吸衰竭救治技术应用水平的调查研究（论文 5），收集病例 6 800 多例，总结出经肺表面活性物质制剂治疗的早产新生儿 50% 生存率和累积生存率在胎龄 28 周，未经肺表面活性物质制剂治疗的早产新生儿 50% 生存率和累积生存率在胎龄 30 周，反映出国内在新生儿救治水平上的显著差距及发展目标。在 2011～2013 年，随着全国妇幼健康各项公共卫生政策的推进，西北各省孕妇住院分娩率显著提高（＞90%），部分接近 100%，新型农村合作医疗覆盖率 ＞95% 农村居民，西部多省的新生儿死亡率显著下降，为此我们继续在西北七省 12 家医院 NICU 及陕西省 16 家医院分别开展了二项多中心研究，结果显示：西北 12 家医院新生儿科开展了新生儿呼吸衰竭救治技术应用水平已经接近全国 2008-2010 年平均水平，但是因经济原因放弃后死亡占相当多。该研究并分析了各种呼吸及生命支持及时应用的优劣和疗效代价。

上述四个大样本新生儿呼吸衰竭救治技术应用水平调查的科学意义：

1）总样本量累积达到 12 000 例，有不同发展时期、地域和医院类型的代表性；提升国内新生儿危重病救治水平及成为动态判断医疗技术质量和资源配置的客观标准，与国际水准有可比性。

2）为开展干预研究提供大量诊断标准、干预的研究设计数据基础；并为新开展 NICU 的医院在规模、设备配置、技术规范应用提供参考依据。

3）国际学术交流，主要研究在国际主流儿科学、新生儿学杂志发表，并在欧洲和北美主要儿科、新生儿、围产大会、专题会议发言。应邀在多家欧洲杂志发表综述介绍中国围产－新生儿医学发展状况和问题。

2. 吸入 NO 治疗足月和早产新生儿呼吸疾病的多中心对照研究　在针对新生儿危重呼吸疾病的呼吸治疗技术上，组织开展二项大样本多中心试验研究，判断吸入一氧化氮（NO）对二个呼吸疾病的疗效：

1）吸入 NO 治疗足月和早产新生儿急性低氧性呼吸衰竭的对照研究。开展了二个队列研究，足月儿经吸入 NO 治疗后生存率达到 95%，未用

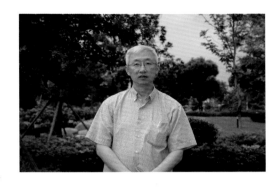

NO 治疗组生存率 90%。（论文 4）应用该治疗技术救治早产儿 RDS 73 例，与 74 例对照比较在生存率和 BPD 发生率上无显著差别。

2）吸入 NO 治疗早产新生儿支气管肺发育不良（BPD）的疗效和安全性。在全国 27 家医院 NICU 对存在发生 BPD 风险的早产新生儿在呼吸支持治疗中，162 例 NO 吸入治疗，240 例作为对照，结果显示在总生存率和 BPD 发生上无显著差别，但是分层分析显示出生后第三周开始治疗、高频振荡通气可能降低病死率和 BPD 发生率。与国外近 10 年大样本多中心对照研究结果相似，是亚洲新生儿人群的首次系统研究该疗法的评价研究。

3. 出生人群的生命统计　死胎死产与围产死亡率，新生儿死亡率，早产率和早产儿死亡率，基于完整出生人群的调查的科学意义　我们在 2010-2012 年期间在江苏省淮安市合作研究调查了基于 540 万人口 6 万多例年出生人群的围产期和新生儿期死亡率及风险因素，产妇及分娩状况、死胎死产率、早产率、新生儿疾病谱及住院治疗状况和临床转归（论文 7）。并由此推算国内中等经济发达地区的上述指标平均水平。预期此类研究再得以继续开展，逐步形成基于地区和省、自治区范围的完全出生人群的信息库，可以用于规范基层医院围产－新生儿出生及疾病诊断治疗过程与内容，分析判断医疗、公共卫生等方面的问题和对策，以及干预效果的评估。

该研究首次测定到淮安早产率 3.72%，并估算了全国平均早产儿出生率在 4‰～5‰ 活产儿，其死亡率接近 10%；围产儿死亡率（死胎、死产、出生后一周内死亡新生儿）占全部出生的 4%～5%。50% 出生累积存活率在 28 周胎龄（含以下）。

以上研究部分回答了一些新生儿疾病的人群发病率和病死率，为更大样本的全出生数据下的新生儿疾病发病率和病死率提供了研究方法和策略。

4. 多脏器功能衰竭生命支持新技术　承担了医院小儿危重症救治新技术的研究。自 2011 年开展体外膜肺（ECMO）救治儿童心肺功能衰竭以来，已救治 20 多例，70% 存活。于 2004～2012 年，连续领导组织开展了三项全国性儿科危重病房 PICU 收治的小儿急性呼吸衰竭及急性呼吸窘迫综合征（ARDS）的救治技术改进策略的多中心前瞻性研究。使国内小儿危重医学技术水平显著提高。

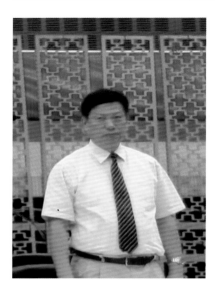

李大金

专业

妇产科学

专业技术职称

教授

工作单位与职务

复旦大学附属妇产科医院
副院长，研究所所长

● 主要学习经历

1978.03－1982.11 · 苏州医学院医学系　临床医学学士

1984.09－1987.08 · 上海医科大学研究生院　妇产科学硕士

1989.03－1992.08 · 上海医科大学研究生院　妇产科学博士

● 主要工作经历

2013.05－ 至今　　· 复旦大学附属妇产科医院　教授，博士生导师，副院长

1999.05－ 至今　　· 复旦大学附属妇产科研究所　教授，博士生导师，所长

1997.08－1999.05 · 上海医科大学妇产科研究所　教授，博士生导师，副所长

1996.05－1997.07 · 上海医科大学妇产科研究所　副教授，硕士生导师，副所长

● 重要学术兼职

2012－ 至今　　· 中国免疫学会生殖免疫分会　主任委员

2007－ 至今　　· 中国中西医结合学会妇产科专业委员会　主任委员

2011－ 至今　　· 上海市免疫学会　副理事长

2010－ 至今　　· *American Journal of Reproductive Immunology*　Associate editor

2010－ 至今　　· *Cellular & Molecular Immunology*　Editorial Board

● 代表性论文，著作

1. Jin LP, Li DJ, Zhang JP, Wang MY, Zhu XY, Zhu Y, Meng Y, Yuan MM. Adoptive transfer of the paternal antigen-hyporesponsive T cells induces maternal tolerance to the allogeneic fetus in abortion-prone matings. J Immunol, 2004, 173(6): 3612-3619. (IF: 6.47)

2. Wu X, Jin LP, Yuan MM, Zhu Y, Wang MY, Li DJ. Human first-trimester trophoblast cells recruit CD56bright CD16- NK cells into decidua by way of expressing and secreting of CXCL12/SDF-1. J Immunol, 2005, 175(1): 61-68. (IF: 6.39)

3. Huang Y, Zhu XY, Du MR, Li DJ. Human trophoblasts recruited T lymphocytes and monocytes into decidua by secretion of chemokine CXCL16 and interaction with CXCR6 in the first-trimester pregnancy. J Immunol, 2008, 180(4): 2367-2375. (IF:6.00)

4. Wang L, Wang YD, Wang WJ, Li DJ. Differential regulation of dehydroepiandrosterone and estrogen on bone and uterus in ovariectomized mice. Osteoporosis Int, 2009, 20(1): 79-92. (IF: 5.00)

5. Guo PF, Du MR, Wu HX, Lin Y, Jin LP, Li DJ. Thymic stromal lymphopoietin from trophoblasts induces dendritic cell-mediated regulatory TH2 bias in the decidua during early gestation in humans. Blood, 2010, 116: 2061-2069. (IF:10.558)

6. Lin Y, Li C, Shan B, Wang WJ, Saito S, Xu JH, Di JF, Zhong YM, Li DJ. Reduced stathmin-1 expression in natural killer cells associated with spontaneous abortion. Am J Pathol, 2011, 178(2): 506-514. (IF: 4.890)

7. Du MR, Zhou WH, Piao HL, Li MQ, Tang CL, Li DJ. Cyclosporin A promotes cross-talk between human cytotrophoblast and decidual stromal cell through upregulating CXCL12/CXCR4 interaction. Hum Reprod, 2012, 27: 1955-1965. (IF: 4.670)

8. Wang L, Qiu XM, Hao Q, Li DJ. Anti-inflammatory effects of a Chinese herbal medicine in atherosclerosis via estrogen receptor

b mediating nitric oxide production and NF-κB suppression in endothelial cells. Cell Death Dis, 2013, 4: e551. (IF: 6.044)

9. Li MQ, Shao J, Meng YH, Mei J, Wang Y, Li H, Zhang L, Chang KK, Wang XQ, Zhu XY, Li DJ. NME1 suppression promotes growth, adhesion and implantation of endometrial stromal cells via Akt and MAPK/Erk1/2 signal pathway in the endometriotic milieu. Hum Reprod, 2013, 28: 2822-2831. (IF: 4.670)

● 重要科技奖项

1. 2006. 教育部科技进步二等奖 . 排名第一 .
2. 2006. 中华医学科技三等奖 . 排名第一 .
3. 2006. 上海市科技进步二等奖 . 排名第一 .
4. 2005. 上海市医学科技二等奖 . 排名第一 .

● 学术成就概览

李大金教授一直致力于妊娠相关疾病的临床和科研工作，围绕妊娠期母－胎界面局部微环境及内分泌 - 免疫调节网络，系统阐述了母－胎交互对话机制，取得了一系列学术成果和突破，在国内外生殖免疫学领域处于领先地位。2010 年起担任 *Am J Reprod Immunol* 杂志副主编，2010 年受第 11 届国际生殖免疫会组委会邀请，出任会议主席，并于 2008 年、2010 年和 2013 年成功主办三届国际生殖免疫大会，从而奠定了我国在国际生殖免疫学领域的学术地位。课题组重视理论创新，在生殖医学中不断深入探索和研究：

（1）解析了趋化因子在整合母 - 胎免疫关系中的调节作用，发现来自胚胎的滋养细胞分泌趋化因子，通过自分泌作用，调节自身细胞生物学功能；通过旁分泌作用，募集蜕膜免疫活性细胞，从而形成母 - 胎界面独特的免疫细胞组成格局。

（2）鉴于母－胎界面与胸腺结构类似，在国际上首次证实，母－胎界面表达并分泌 TSLP；发现来自滋养细胞的 TSLP 通过训导蜕膜 DC 细胞，进一步诱导母－胎界面 Th2 型免疫优势，及调节性 T 细胞扩增及功能的分子级联机制。

（3）以协同刺激信号为切入口，解析了蜕膜免疫细胞对胚胎抗原特异性耐受的分子机制。

（4）发现着床窗口期，过继转输胚胎抗原耐受性 T 细胞可促进母－胎界面 Th2 型免疫优势，并诱导外周调节性 T 细胞扩增，从而明显改善妊娠预后。在这些研究成果分别在 *Blood*、*J Immunol*、*Biol Reprod* 等重要学术期刊发表学术论文 80 余篇，并被 *Nat Rev Immunol*、*Nat Med*、*Nat Immunol* 等期刊引用。其研究成果不仅充实了生殖医学的理论体系，也为临床疾病的诊断和治疗提供了新的思路和依据。

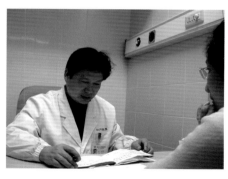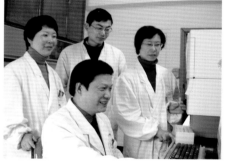

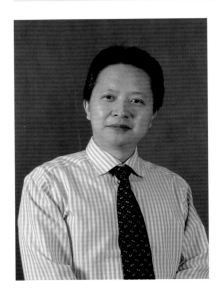

李青峰

专业
外科学

专业技术职称
教授，主任医师

工作单位与职务
上海交通大学医学院 附属第九人民医院整复外科科主任

● 主要学习经历

1982.09－1985.07·赣南医学院临床医学　学士

1989.09－1994.06·上海医科大学外科学　博士

● 主要工作经历

1985.07－1989.07·江西省人民医院 整复外科　住院医师

1994.06－1996.06·上海第二医科大学附属第九人民医院整复外科　主治医师

1996.08－2000.06·上海第二医科大学院附属第九人民医院整复外科　副教授，科副主任

2000.07－ 至今　·上海交通大学医学院附属第九人民医院整复外科　教授，科副主任、科主任

● 重要学术兼职

·美国整形外科杂志 *APS*　编委

·美国整形外科协会（AAPS）　会员

·美国移植重建外科学会（ASRT）　发起会员

·中国整形美容协会整形与重建外科分会　会长

·中国医师协会整形外科分会　候任会长

● 代表性论文，著作

1. Bone Marrow-Derived Mesenchymal Stem Cells (BM-MSCs) Transplantation Accelerates Tissue Expansion by Promoting Skin Regeneration during Expansion. Ann Surg, 2011, 253(1): 202-209.

2. Mechanical stretch upregulates SDF-1α in skin tissue and induces migration of circulating bone marrow-derived stem cells into the expanded skin. Stem Cells, 2013, 31(12): 2703-2713.

3. LPS-Stimulated Inflammatory Environment Inhibits BMP-2-Induced Osteoblastic Differentiation Through Crosstalk Between TLR4/MyD88/NF-κB and BMP/Smad Signaling. Stem Cells Dev, 2014, 23(3): 277-289.

4. Surgical treatment of facial soft-tissue deformities in postburn patients: a proposed classification based on a retrospective study. Plastic and Reconstructive Surgery, 2013, 132(6): 1001e-14e.

5. New findings in anatomy of blood supply to rat femur isolated vascularized bone marrow transplantation model. Transplantation, 2014, 97(3): e21-22.

6. HOXA5 inhibits keratinocytes growth and epidermal formation in organotypic cultures in vitro and in vivo. Journal of Dermatological Science, 2012, 66(3): 197-206.

7. Laser therapy for prevention and treatment of pathologic excessive scars. Plastic and Reconstructive Surgery, 2013, 132(6): 1747-1758.

8. Bacterial colonization on scar tissue is an independent risk factor for surgical-site infection. Plastic and Reconstructive Surgery, 2013, 131(6): 943e-944e.

9. Cobalt chloride enhances angiogenic potential of CD133$^+$ cells. Front Biosci, 2012, 17: 2247-2258.

10. Application of the expanded lateral thoracic pedicle flap in face and neck reconstruction. Burns, 2013, 39(6): 1257-1262.

● 重要科技奖项

1. 脸面严重毁损畸形关键治疗技术的建立与应用 . 2013. 上海市科学技术进步一等奖 .

2. 提高鼻再造疗效的应用基础和临床研究 . 2008. 上海市科学技术进步二等奖 .

3. 周围神经损伤生物学修复的基础和临床研究 . 2008. 中华医学科技三等奖 .

4. 周围神经损伤生物学修复的研究 . 2005. 上海市科学技术进步二等奖 .

5. 提高电击伤手功能重建疗效的研究 . 2003. 上海市科学技术进步三等奖 .

● 学术成就概览

李青峰教授，2006 年上海市医学领军人才，2008 年上海市"领军人才"，在该计划资助下，完成了多项临床与基础重大项目研究，取得系列有影响的成果，先后入选国家教育部"长江学者"奖励计划特聘教授、国家"杰出青年"科学基金、国务院特殊津贴专家、国家卫生部"有突出贡献专家"等。

李青峰长期以来致力于整复外科临床和基础研究。相关研究获得"国家中长期科技计划"、"国家自然科学基金重点项目"、国家十二五支撑计划等 30 余个项目的资助。在严重颜面创伤和畸形治疗、体表器官再造、自体脂肪移植、周围神经损伤修复等治疗上，提出和建立了多项有影响的新技术和新方法。发表论文 200 余篇，多篇文章以"通讯"、"封面文章"，"主编推荐文章"和"附发特邀讨论"形式刊登在国际权威的 *Lancet*、*PRS*、*APS* 和 *Microsurg* 等学术期刊。提出和实践了"应用细胞治疗促进皮肤组织在体扩张生长"、"全脸面预构与重建技术"、"3L3M 脂肪移植技术"、"烧伤脸面的分类与重建技术"等系列原创成果。相关成果获得中华医学科技进步奖、上海市科技进步奖一等奖等系列奖励。

李青峰团队主要成果：

（1）李青峰研究团队头面部烧（创）伤的修复重建治疗中，有丰富的积累和多项创新。先后提出了"组织预构修复"的理念、脸面部大面积软组织重建的"MLT"原则，和脸面部烧伤畸形的分类和优选治疗方法；并先后建立了预构颈胸皮瓣、口罩皮瓣、扩张侧胸皮瓣等多种新术式；其团队建立和定型的全脸面预构重建技术，为以往无法治疗的全脸面毁形，提供了一有效的治疗方法，为国际同行和张涤生院士誉为"中国式换脸"。该系列成果多篇文章以通讯封面文章，和附发主编述评等形式，发表在著名的 *Lancet*、*PRS*、*PRAS*、*JCS* 等期刊。编入 *Selected Topics in PRS* 和 *Cell Transplantation* 二本国际专著。应邀在美国整形外科协会（AAPS）和美国颌面外科学会（AAOMS）年会大会和特邀发言。

（2）自体脂肪移植是新定型的一类人体软组织缺损的治疗方法，李青峰团队作为早期开展研究的团队之一，基于其建立的葡萄糖转运检测方法，经大样本和长期研究，发现了脂肪移植存活的"二次移植现象"和对皮肤质地的改善作用。提出了自体脂肪移植的"3L3M"治疗方法。在各类创伤造成的软组织缺损、半面萎缩、乳房畸形和面部年轻化治疗上，取得良好疗效。相关成果以附发特邀讨论形式发表在 APS（美国整形外科杂志），并为 JPRAS（英国整形外科杂志）被引文章 Top10 之一，并以独立章节编入 *Autologous Fat Transfer* 和 *Asian Cosmetic Surgery* 二本国际专著。

（3）建立和提出了"细胞治疗辅助的皮肤牵张再生技术"，作为干细胞治疗的临床应用介入点，该思路成功发展成为一再生医学新治疗方法。这一方法的原理是通过干细胞移植来补充牵张下耗竭的皮肤再生能力，为皮肤在体的持续生长提供动力。这一方法的完善将为临床大量烧伤患者提供优质的修复用皮肤。该成果发表在著名的 *Stem Cells* 和 *Annals of Surgery*。

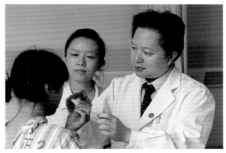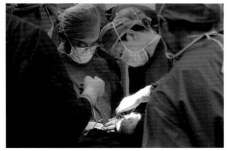

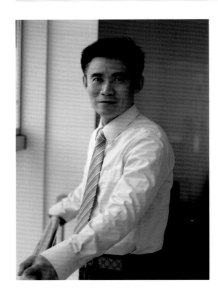

何立群

专业

中西医结合临床

专业技术职称

教授、主任医生

工作单位与职务

上海中医药大学
附属曙光医院肾内科主任

● 主要学习经历

1978.07－1982.12・上海中医学院　学士

1986.07－1989.07・上海中医学院　硕士

2002.07－2005.07・上海中医药大学　博士

● 主要工作经历

1982.12－ 至今　・上海中医药大学附属曙光医院　肾科主任

● 重要学术兼职

2000－ 至今　　・中华中医药学会肾病分会　副主任委员

2012－ 至今　　・中国中西医结合学会肾病分会　常委

2006－ 至今　　・上海市中医药学会肾病分会　主任委员

2008－ 至今　　・上海市中西医结合学会肾病分会　副主任委员

2013－ 至今　　・上海市医学会肾病分会　委员

● 代表性论文，著作

1. Nephro-protective effect of Kangqianling decoction on chronic renal failure rats. J Ethnopharmaco, 2009. (IF: 2.68)

2. Male Germ Cell Apoptosis and Epigenetic Histone Modification Induced by Tripterygium wilfordii Hook F. PLoS ONE, www. plosone.org, 2011, 6(6): e20751. (IF: 4.6)

3. The clinical research on serum cystatin-C alteration on stage II chronic kidneydisease with gubenquduyishen decoction treatment. Journal of Ethnopharmacology, 2010. (IF: 2.68)

4. Clinicopathological Characteristics and prognostic Factors of Asymptomatic IgA Nephropathy. Journal of Investigative Medicine, 2010, 58(3): 560-565. (IF: 1.62)

5. Clinical course and prognostic factors of clinically early IgA nephropathy. Neth. J Med, 2008. (IF: 158)

6. Natural History and Prognostic Factors of IgA Nephropathy Presented with Isolated Microscopic Hematuria in Chinese Patients. Nephron Clin Pract, 2007. (IF: 1.56)

7. Useful indicators for performing renal biopsy in adult patients with isolated microscopic haematuria. Clin Practm, 2007. (IF: 1.64)

8. CXCL16 Recruits Bone Marrow-Derived Fibroblast Precursors in Renal Fibrosis Journal of the American Society of Nephrology, 22: 1876-1886. (IF: 8.2)

9. Renal Protection of Losartan 50 mg in Normotensive Chinese Patients With Nondiabetic Chronic Kidney Disease. J Investig Med, 2012, 60(7): 1041-1047. (IF: 1.964)

10. Adiponectin Promotes Monocyte-to-Fibroblast Transition in Renal Fibrosis. J Am Soc Nephrol, 24: ISSN: 1046-6673/2410-ccc. (IF: 9.6)

● 重要科技奖项

1. 抗纤灵及衍生复方延缓慢性肾衰进展临床疗效评价和多靶点作用途径．2011．国家教育部科技进步二等奖．排名第一．

2. 活血温阳抗纤灵及衍生复方多靶点改善肾纤维化延缓慢性肾衰进展作用新机制．2011．上海市科技进步二等奖．排名第一．

3. 活血化瘀法对血瘀型早中期慢性肾衰的疗效评价及作用途径．2006．上海市科技进步二等奖．排名第一．

4. 抗纤灵方治疗慢性肾脏病3期临床多中心疗效评价及组方和有效组分体内外抑制肾纤维化的作用．2013．中华中医药学会科学技术二等奖．排名第一．

5. 多层次构建肾阳虚证客观化研究平台及在临床中医辨证治疗中的应用价值．2011．中华中医药学会中华中医药学会科学技术奖二等奖．排名第一．

6. 抗纤灵颗粒剂对血瘀型早、中期慢性肾衰的疗效评价及作用途径．2008．中华中医药学会科学技术二等奖．排名第一．

7. 抗纤灵复方治疗慢性肾衰多中心临床疗效评价和作用机制研究．2012．上海市中医药学会科学技术奖一等奖．排名第一．

8. 肾阳虚证客观化现代医学诊断平台的建立与评价．2010．上海中医药科学技术三等奖．排名第一．

9. 治疗高尿酸血症和尿酸性肾病的矢志方．2011．第二十二届上海市优秀发明金奖．排名第一．

10. 一种治疗慢性肾衰的药物复合物．2009．第二十二届上海市优秀发明银奖．排名第一．

● 学术成就概览

国家临床重点专科、国家中管局肾病重点学科、上海市教委肾病创新团队带头人；全国卫生系统优秀工作者，上海市领军人才。兼任中华中医药学会肾病分会副主任委员等职。长期从事中西医防治慢性肾病临床和基础研究。主持国家自然基金4项、国家十一五支撑计划、科技部行业专项等16项，发表论文200余篇，SCI20余篇，获授权专利5项，主编著作6部，培养硕博士66名。获教育部科技进步二等奖1项（第一）、上海市科技进步二等奖2项（均第一），中华中医药学会科技奖二等奖3项（均第一），成果转化1项。针对慢性肾衰和大量蛋白尿，创制治疗瘀血、热毒、湿热证的抗纤灵、肾衰颗粒、健脾清化方等系列院内制剂和优化临床方案。

1. 创制抗肾纤维化系列方药，取得慢性肾功能衰竭治疗和理论的重要突破　何立群教授带领研究团队进行大量的临床动物和体内外研究，终于首创抗纤灵冲剂从瘀血、肾衰冲剂从热毒和健脾清化合剂从湿热治疗慢性肾衰的系列方药，体现了古老的中医辨证施治与现代医学辩病论治的完美结合，提高广大肾病患者生活质量也减轻他们的经济负担，获教育部、中华中医药学会和上海市科技进步二、三等奖等11项。

2. 提出和论证中医内外同治早中期慢性肾衰伴大量蛋白尿的优化方案　大量蛋白尿是慢性肾衰进展的独立危险因素，而目前又缺乏有效的治疗方法，何立群教授带领他的团队又一次迎难而上，通过不懈的努力终于创立了治疗伴有大量蛋白尿的慢性肾脏病的临床优化方案，应用中医内外同治的方法，在益气温阳活血的抗纤灵2号基础上，配合针刺，穴位注射能显著的降低大量蛋白尿从而改善肾功能，获中国中西医结合学会和上海市科技进步三等奖5项。

3. 慢性肾病研究硕果累累　何教授积极进取，不断创新，研究成果不断涌现。2006年以来完成和中标各级课题39项，其中包括国家十一五支撑课题、科技部重大专项、科技部行业专项、国家自然基金重点和面上项目，各类研究经费达千万。以第一或通讯作者在 *JASN*、*Nephron Clin Pract.*、*Neth. J Med*、*J Ethnopharmacol* 等国内外核心刊物上共发表论文89篇，SCI收录18篇，IF：68.56，主编专著6本。第一研究者获发明和实用型授权专利（4项）："一种治疗慢性肾衰药物复合物"、"一种治疗高尿酸血症和尿酸性肾病药物复合物""一种单侧输尿管结扎再通动物模型及其建立方法"，"一种改善肾功能并抑制肾组织纤维化中药组成合物"，"一种治疗早、中期慢性肾功能衰竭中药组合物"（第三）。抗纤灵颗粒技术成果转让1项，合同100万（第一）。

4. 狠抓医疗、人才、管理的学科发展三要素，特色明显，成绩斐然　作为学科带头人，带领肾科成为国家临床重点专科、教育部重点学科、教育部重点实验室、国家中管局重点学科和专科、上海市重点学科和卫生系统先进集体。在肾科辛勤耕耘三十余载，培养许多硕士和博士，已成为所在医院和科室学术骨干或学科带头人。由于他在国内外肾病研究领域有较高的知名度和影响力，很多患者都会慕名来看病，不管他有多忙，都会热情接待，细心解答，深得广大患者的信任和爱戴。近3年肾科每年的年门诊量逾10万人次，出院患者达3 600余人次，位上海中医系统肾内科年出院病人第一位。

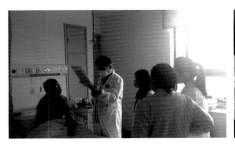
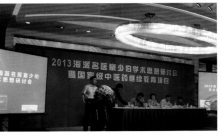

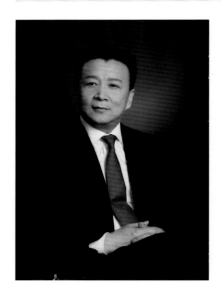

张长青

专业

外科学

专业技术职称

教授

工作单位与职务

上海市第六人民医院
副院长/骨科主任

● 主要学习经历

1981.09－1986.07 · 兰州医学院　学士

1988.09－1991.07 · 兰州医学院骨外科　硕士

1993.09－1996.07 · 上海医科大学骨外科　博士

1996.09－1998.07 · 第二军医大学骨外科　博士后

● 主要工作经历

1986.07－1988.09 · 兰州医学院附属二院骨科　住院医师

1991.07－1993.09 · 兰州医学院附属二院骨科　主治医师

1998.07－ 至今　· 上海市第六人民医院骨科　现任副院长、骨科主任

● 重要学术兼职

2014.05－ 至今　· 亚太重建显微外科委员会　候任主任委员

2013.01－ 至今　· 中华医学会显微外科学分会第八届委员会　候任主任委员

2013.05－ 至今　· 中国医师协会骨科医师分会第三届委员会　副会长

2012.03－ 至今　· 中华医学会骨科学分会第九届委员会创伤外科学组　副组长

2000.09－ 至今　· 中华医学会骨科学分会　委员

● 代表性论文，著作

1. Xie XT, Wang Y, Zhao CJ, Guo SC, Liu S, Jia WT, Tuan RS, Zhang CQ. Comparative evaluation of MSCs from bone marrow and adipose tissue seeded in PRP-derived scaffold for cartilage regeneration. Biomaterials, 2012, 33(29): 7008-7018.

2. Zhang Z, He JW, Fu WZ, Zhang CQ, Zhang ZL. Two novel mutations in the SLCO2A1 gene in a Chinese patient with primary hypertrophic osteoarthropathy. Gene, 2014, 534(2): 421-423.

3. Sun H, Luo CF, Zhong B, Shi HP, Zhang CQ, Zeng BF. A prospective, randomised trial comparing the use of absorbable and metallic screws in the fixation of distal tibiofibular syndesmosis injuries. Bone Joint J, 2014, 96B(4): 548-554.

4. Liu J, Song WQ, Yuan T, Xu ZL, Jia WT, Zhang CQ. A Comparison between Platelet-Rich Plasma (PRP) and Hyaluronate Acid on the Healing of Cartilage Defects. Plos One, 2014, 9(5): 6.

5. Ding H, Chen SB, Gao YS, Lin S, Zhang CQ. Free Vascularized Fibular Grafting for Patients Receiving Postoperative Corticosteroids. Orthopedics, 2014, 37(4): E357-E361.

6. Zhou ZB, Gao YS, Tang MJ, Sun YQ, Zhang CQ. Reply to: Can we decipher the indications and outcome of the PHILOS plate for fractures of the proximal humerus? International Orthopaedics, 2013, 37(6): 1201-1201.

7. Zhang Z, Li M, He JW, Fu WZ, Zhang CQ, Zhang ZL. Phenotype and Genotype Analysis of Chinese Patients with Osteogenesis Imperfecta Type V. Plos One, 2013, 8(8): 5.

8. 主译 . 创伤骨科软组织治疗手册 . 青岛：山东科学技术出版社，2014.

9. 主译 . Wiesel 骨科手术学 . 上海：上海科学技术出版社，2013.

10. 参编. 外科学. 北京：人民卫生出版社，2013.

重要科技奖项

1. 股骨头坏死显微外科修复的新技术及相关研究. 2013. 上海市科学技术进步一等奖. 第 1 完成人.
2. 吻合血管的游离腓骨移植治疗股骨头坏死的临床应用与修复重建机制. 2012. 教育部科学技术进步一等奖. 第 1 完成人.
3. 慢性骨髓炎治疗的临床与基础研究. 2011. 教育部科学技术进步二等奖. 第 1 完成人.
4. 慢性骨髓炎治疗技术的临床应用（证书号：20104389-2-R01）. 2010. 上海市科学技术二等奖.
5. 富血小板血浆修复骨组织和软组织的基础及临床研究. 2009. 教育部科学技术进步二等奖. 第 1 完成人.

学术成就概览

张长青教授主要致力于骨科疑难疾病和骨科生物材料的应用研究。主要工作成果为：

（1）在国内最早运用吻合血管游离腓骨移植治疗股骨头坏死，创立了更为简便的髋关节前侧入路腓骨移植的手术方法，规范了手术步骤，发明了专用的手术器械，目前已累计完成超 3 000 例病例，成功率达 80% 以上，名列国际先进水平，该项手术已在国内推广，解决了大批股骨头坏死病人的疾苦。全年手术量已超过美国 Duke 大学，处于国际第一的位置。

（2）在国际上首次提出青少年 IV 期股骨头坏死可通过腓骨移植进行重建，运用青少年较强的自身修复能力治疗了较多患者，5～10 年随访效果令人满意。

（3）首先在国内外推广了腓骨移植治疗股骨颈骨不连、降低了股骨头坏死的发生率，并成为重建股骨头血运的规范术式。

（4）建立了完备的股骨头坏死患者临床流行病数据库和样本库，对于我国青壮年股骨头坏死的发病特点、微信因素、预后影响因素分析等具有重要意义，填补了我国此前在此研究领域内的空白。

（5）在国内首先引入 PRP 技术，经十年努力，已实现产业化，解决大量疑难病的治疗，取得了良好的经济效益。

先后主持国家级、省部级课题十余项，包括：卫生部行业专项基金 1 项、卫生部行业科研重大专项 1 项、国家自然科学基金面上项目 2 项等。近 5 年发表论文 180 余篇，SCI 收录论文 87 篇，影响因子 171.044 分。获得专利 9 项，成功将 PRP 制备技术专利转化，并获得国家药监局批准进入市场。主编专著 12 部、主译专著 5 部，其中《Wiesel 骨科手术学》获得 2014 上海图书一等奖。研究成果先后获省部级科技进步奖 11 项，其中第一完成人 9 项，其中包括教育部科技进步一等奖 1 次（2012）、教育部科技进步二等奖 1 次（2008）、中华医学科技奖三等奖 2 次（2005，2007）、上海科技进步一、二、三等奖各 1 次（2013，2010，2005）、上海市医学科技二等奖 2 次（2010，2004）。2006 年以来先后入选全国卫生系统先进工作者、上海市优秀学科带头人、上海市医学领军人才、上海市领军人才、卫生部中青年优秀专家、上海市"十佳"医生等殊荣。

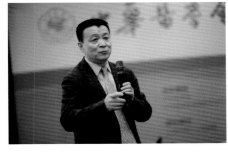
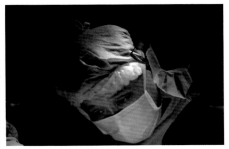

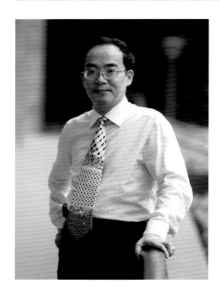

张静喆

专业

中医外科学，中西医结合临床

专业技术职称

教授、主任医师

工作单位与职务

上海中医药大学
附属龙华医院 普外科主任

● 主要学习经历

1978.04－1982.04 · 上海电视大学医学专业　学士

1984.09－1987.07 · 上海中医学院　硕士

1999.06－2000.05 · 日本国千叶大学医学部第一外科教室　访问学者

1998.10－2001.10 · 上海市卫生系统　"百人计划"培养对象

2001.10－2004.10 · 上海市卫生系统　"百人计划"跟踪培养（二期）

2007.01－2011.12 · 上海市卫生系统　医学领军人才培养对象

● 主要工作经历

1974.12－1984.07 · 上海中医药大学附属龙华医院外科　住院医师

1987.08－1993.10 · 上海中医药大学附属龙华医院外科　主治医师兼副主任

1993.11－2000.10 · 上海中医药大学附属龙华医院外科　副主任医师

1993.11－2008.06 · 上海中医药大学龙华临床医学院西医外科教研室　副主任

1995.11－1998.10 · 上海中医药大学附属龙华医院中西结合外科（大外科）　主任

2000.10－2008.10 · 上海中医药大学附属龙华医院胆道外科　主任

2002.10－ 至今　· 上海龙华医院胆道疾病研究室　主任

2008.06－ 至今　· 上海中医药大学附属龙华医院普通外科（兼中西结合胆道外科）　主任

2003.10－ 至今　· 上海中医药大学中医外科研究所　常务副所长

2002.10－ 至今　· 上海市中医外科临床医学中心　副主任

2008.06－ 至今　· 上海中医药大学龙华临床医学院西医外科教研室、中西医结合外科教研室　主任

● 重要学术兼职

2007.07－ 至今　· 中国中西医结合学会普通外科专业委员会　副主任委员

2007.10－ 至今　· 中国中西医结合学会围手术期专委会　委员

2013.12－ 至今　· 上海中西医结合学会外科专业委员会　主任委员

2009.09－ 至今　· 上海中西医结合学会围手术期专委会　副主任委员

2011.04－ 至今　· 上海市普通外科临床质控中心专家委员会　委员

● 代表性论文，著作

1. Xiao Ni, Mahmoud M Suhail, Qing Yang, et al. Frankincense essential oil prepared from hydrodistillation of Boswellia sacra gum resins induces human pancreatic cancer cell death in cultures and in a xenograft murine model. BMC Complementary and Alternative Medicine, 2012, 12: 253. (通讯作者)

2. Mingcang Chen , Honggang Gu , Yiyi Ye , et al. Protective effects of hesperidin against oxidative stress of tert-butyl hydroperoxide in human hepatocytes. Food and Chemical Toxicology, 2010, 48(2010): 2980-2987.（通讯作者）

3. 顾宏刚，张静喆，高炬，章学林，梁晓强，裴新军，苗同国，朱培庭. 上海地区胆石病辨证分型研究. 中医杂志，2011, 52(18): 1577-1580.（通讯作者）

4. 王永奇，张静喆，梁晓强，孙逊. 急性胆源性感染中医"从肠论治"初探. 中医杂志，2011, 52(18): 1546-1548.（通讯作者）

5. 张静喆，梁晓强，顾宏刚等. 清胆胶囊对胆固醇结石小鼠肝脏中 PPAR-γ、CYP7A1 及 NF-κB 表达的影响. 中国中西医结合消化杂志，2010, 18(4): 254-256.

6. 梁晓强，张静喆. 养阴护津法在重症急性胰腺炎治疗中的应用. 新中医，2010, 42(7): 3-4.（通讯作者）

7. 张静喆，梁晓强，顾宏刚，章学林. 养肝利胆颗粒对胆固醇结石小鼠肝脏基因表达的影响. 中国中西医结合消化杂志，2011, 19(4): 234-238.

8. Jing-zhe Zhang, Pei-ting Zhu, Ju Gao. The Protective Impact of Tablet Jin Hong on Enteral Mucosal Barrier in the Treatment of Acute Biliary Tract Infections—An Experimental Study. Journal of Gastrointestinal Surgery, 2004, 8(7s): 442A.

9. 主编. 胆病从肝论治—朱培庭学术经验精髓. 北京：科学出版社，2008.

10. 主编. 实用中医外科学. 上海：上海科学技术出版社，2010.

● 重要科技奖项

1. 升清胶囊防治胆固醇结石的应用基础研究. 2013. 中国中西医结合学会科学技术三等奖. 第 1 完成人.

2. 升清胶囊防治胆固醇结石的应用基础研究. 2012. 第五届上海中西医结合科学技术二等奖. 第 1 完成人.

3. 通下清热法治疗急性胆源性感染中调控全身性炎症反应的作用的研究. 2007. 中国中西医结合学会科学技术二等奖. 第 1 完成人.

4. 胆病从肝论治－理论与实践研究. 2004. 教育部提名国家科技进步二等奖. 第 2 完成人.

5. 通下清热法治疗急性胆源性感染中调控全身性炎症反应的作用的研究. 2004. 上海市医学科技二等奖. 第 1 完成人.

● 学术成就概览

张静喆教授师从顾伯华、徐长生及朱培庭教授，长期致力于中医为主、中西医结合防治外科炎性急腹症和胆胰疾病的临床与基础研究，承担和参加省部级以上科研项目近 20 项，获得 10 余项省部级以上科技成果奖。以现代科学方法论证中医药的科学性与有效性，确立中医中药在外科炎性急腹症等重症治疗中的重要地位。作为核心完成者，以产学研结合方式成功开发出 3 个防治胆系疾病的国家级中药新药。

作为国家中医药管理局全国中医胆石病重点专科、肝胆管结石病协作

组组长单位学术带头人，"辨病与辨证、手术与非手术、预防与治疗"相结合，在防治急慢性和难治性胆胰疾病中取得良好临床疗效。并秉承"胆病从肝论治"学术思想，构建和完善以中医理论为指导、中医辨证论治为基础的胆病综合防治体系，在全国保持领先地位。将现代外科"损伤控制"和"快速康复"等理念与围手术期中医药应用结合，率先开展围手术期"中药＋营养治疗＋中医外治"促进康复的临床与基础研究，显著提高临床疗效，获取较大的学术影响力。

近年在学术上：①秉承前辈学术经验，针对外科炎性急腹症提出并强调中医"养阴护津"在治疗全程中的重要性；率先总结和提出"饮停胸胁"证型重症胰腺炎，并采用"泻热通下、攻逐水饮"法治之，显著提高临床疗效（已发表相关学术论文）。②针对急性胆源性感染，注重修复和维系肠屏障功能来改善预后及转归，提出"从肠论治"的中医学术观点，为临床研究提供新思路（发表相关学术论文并获课题资助）。③以前辈"胆病从肝论治"理论为指导，在中医界率先开展胆石病的"方－证"研究：建立代表防治胆石病不同治则中药的指纹图谱（升清胶囊和芍杞颗粒）；吸取中医"整体观念"和"辨证论治"精髓，以系统生物学方法深入系统研究中药防治胆石病的靶标与调节网络；初步构建了一种集多学科知识于一体的中医药研究技术平台和方法学模式，为更深入研究中医药防治胆胰疾病的作用机理奠定了基础（发表相关论文 16 篇，主编论著 1 部，获得各级奖励 2 项，专利授权 1 项）。

作为教育部和上海市重点学科中医外科的骨干，近年在学科建设方面承上启下发挥引领作用，带领中医胆病、乳腺病、疮疡、肛肠以及皮肤病学科在各自的领域取得 10 余项国家级课题和科研成果的显著成绩，传承和弘扬了海派中医——顾氏外科的学术精髓。并通过多形式、多途径、

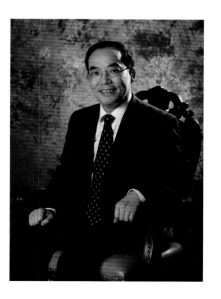

多层次培养中医胆病学科中青年各类人才，加强中医学术继承人和后备专家力量的储备。目前已培养研究生 26 名（硕士 18 名，博士 8 名）。

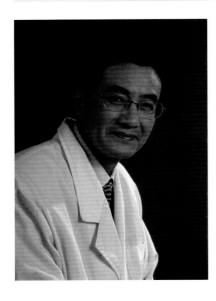

陈建杰

专业

中医内科学

专业技术职称

主任医师、教授

工作单位与职务

上海中医药大学
附属曙光医院大内科主任、
上海市临床中心（中医肝病）主任、
上海市浦东新区传染病医院
（上海中医药大学
附属曙光医院浦东肝病专科分院）

• 主要学习经历

1974–1977	• 上海中医药大学医疗系　学士
1985–1988	• 上海中医药大学　中医硕士

• 主要工作经历

1977–1986	• 上海中医药大学附属曙光医院　住院医师
1986–1992	• 上海中医药大学附属曙光医院　主治医师
1992–1997	• 上海中医药大学附属曙光医院　副主任医师
1993–1999	• 上海中医药大学附属曙光医院　副教授
1997– 至今	• 上海中医药大学附属曙光医院　主任医师
1998– 至今	• 上海中医药大学附属曙光医院　博士生导师
1999– 至今	• 上海中医药大学附属曙光医院　教授
1994–1995	• 澳大利亚悉尼大学 R.P.A. 医院 AW Morrow GASTROENTEROLOGY AND LIVER CENTRE　访问学者
1998.03–1998.06	• 台湾长庚大学长庚纪念医院　中医客座教授
1999.02–1999.03	• 英国英中了解协会　讲学
1999–2000	• 澳大利亚悉尼大学 R.P.A. 医院 AW Morrow GASTROENTEROLOGY AND LIVER CENTRE　高级访问学者、访问教授
2002– 至今	• 上海市浦东新区传染病医院　院长

• 重要学术兼职

2009– 至今	• 世界中医药学会联合会肝脏病专业委员会　副会长
2010– 至今	• 中国中西医结合学会传染病专业委员会　副主任委员
2010– 至今	• 中华中医药学会感染病分会　常务委员
2008– 至今	• 上海市中西医结合学会肝病分会　副主任委员
2012– 至今	• 上海市医院协会传染病管理专业委员会　副主任委员

• 代表性论文，著作

1. The Early Viral Suppression Effects of Entecavir (ETV) versus Lamivudine (LVD) in Chinese Nucleoside HBeAg positive Chronic Hepatitis B (CHB) Patients. Hepatology International, 2009, 3(1): 1377-1378.
2. 慢性乙型肝炎中医证候研究思路探析 . 中医杂志 , 2009, 50(2): 173-175.
3. 慢性丙型肝炎患者 1129 例感染途径流行病学分析 . 中国公共卫生 , 2010, 26(11): 1426-1427.
4. 补肾法和清肝法对慢性乙型肝炎患者细胞免疫调控作用的比较研究 . 上海中医药杂志 , 2013, 11: 41-44.

5. 健脾磨积汤治疗失代偿期丙型肝炎肝硬化临床疗效观察. 上海中医药杂志, 2014, 01: 39-41.

6. 陈建杰从"肥人多痰湿"论治非酒精性脂肪性肝病经验. 辽宁中医杂志, 2014, 01: 26-28.

7. 陈建杰教授治疗肝硬化经验. 中西医结合肝病杂志, 2013, 03: 163-164+177.

8. 结合运气学说论H7N9禽流感的流行趋势. 中医杂志, 2013, 23: 2065-2066+2070.

9. 不同剂型的垂盆草对急性肝损伤大鼠的防治作用. 药物评价研究, 2013, 06: 426-443.

10. 陈建杰治疗肝癌术后经验. 上海中医药大学学报, 2013, 05: 1-3+114.

● 重要科技奖项

1. 慢性丙型肝炎中医辨证分型建立. 2003. 第五届上海市临床医疗成果三等奖. 第1完成人.

2. 慢性乙型肝炎从肾论治的临床实践及作用机制研究. 2007. 上海市医学科技成果三等奖. 第2完成人.

3. 慢性乙型肝炎从肾论治的临床实践及作用机制研究. 2007. 中国中西医结合科技二等奖. 第2完成人.

4. 亚临床肝性脑病动物模型的建立和中药干预. 2009. 上海市医学科技成果三等奖. 第1完成人.

5. 清肝冲剂治疗慢性丙型肝炎疗效及机理的研究. 2008. 中华中医药学会科学技术三等奖. 第2完成人.

6. 不同感染状态慢性乙型肝炎辨证治疗的临床疗效及其免疫机制. 2010. 上海市医学科技三等奖. 第2完成人.

7. 慢性乙型肝炎分期辨证治疗方案及其免疫调控机制的临床应用. 2010. 上海市科技二等奖. 第2完成人.

8. 王灵台补肾论治慢性肝病学术思想的临床应用. 2010. 上海市医学会科技成果奖. 第5完成人.

9. 慢性病毒性乙型肝炎中医辨证规范和疗效评价体系. 2011. 上海市中医药科技一等奖. 第1完成人.

10. 慢性乙型肝炎中医辨证规范和疗效评价体系. 2011. 上海市科学技术三等奖. 第1完成人.

11. 病毒性慢性乙型肝炎中医辨证规范和疗效评价体系的建立. 2012. 中华中医药学会科学技术奖. 第1完成人.

12. 新石军方经结肠途径给药治疗慢性肝衰竭的临床疗效及机理研究. 2012. 上海市医学会科技成果三等奖. 第1完成人.

13. 慢性丙型肝炎的中医证候规律及中西医结合治疗方案干预的临床研究. 2013. 中国中西医结合学会科学技术三等奖. 第1完成人.

14. 慢性丙型肝炎的中医辨证规范及扶正解毒方联合标准治疗方案干预的临床研究. 2013. 上海市科技进步二等奖. 第1完成人.

15. 慢性丙型肝炎的中医辨证规范及临床应用的研究. 2013. 上海市中医药科技三等奖.

16. 慢性丙型肝炎中医辨证规范及益气解毒方联合干扰素治疗的临床研究. 2013. 上海市中西医结合学会一等奖. 第1完成人.

● 学术成就概览

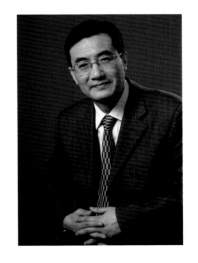

陈建杰教授在老一辈的指导下, 继承传统, 勤于实践, 不断发扬, 临床运用中药治疗取得疗效。依据新发突发传染病的特点, 提出"清热解毒"治疗。在经历"温肾""益肾""补肾"的临床实践后, 提出慢性乙型肝炎"补肾为主, 兼顾中州"为其主要治法。提出慢性丙肝"扶正祛邪"为主要治法, 研制清肝冲剂、丙肝冲剂。提出乙肝后肝硬化"益气养阴、活血化瘀"为要治法, 研制柔肝冲剂。提出亚临床肝性脑病"清腑解毒开窍"为主要治法, 研制清开冲剂, 制作亚临床肝性脑病动物模型, 部分成果已转让及新药开发, 从2003年SARS到2013年甲型H7N9, 参与制定规范性文件、危重病例抢救、中医队伍培训、公共健康知识宣传普及工作。承担国家、上海市科研项目37项, 获经费3 217万, 至今连续6次参加从国家"六五"至"十二五"的重大攻关项目, 在"十五"至"十二五"中担任第一负责人。获国家教育部二等奖、上海市科技奖二等奖在内的各类科技奖项26项, 现任专业学会职务有包括: 世界中医药学会联合会肝脏病专业委员会副会长, 澳大利亚胃肠病学会会员, 亚洲太平洋地区肝病协会会员, 欧洲肝病协会委员, 中国中西医结合学会传染病专业委员会副主任委员等在内的28项。担任世界感染杂志副总编, 肝脏杂志编委, 世界胃肠病杂志编委, 世界华人消化杂志消化感染病学编委等多个世界级、国家级杂志总编或编委。作为评审专家参加中国中西医结合医学成果奖、国家自然科学基金委员会中医中药学科基金项目、中华医学科技奖和中华医学青年奖等多个项目的评审工作。共发表论文297篇, 译作9篇, 著作24本。专利6项, 转让2项, 2次入选上海卫生系统"百人计划", 2次上海市劳模, 2010年全国卫生系统先进个人, 2011年全国五一劳动奖章, 2014年中国医师奖。作为博士生导师, 目前已培养博士、硕士研究生63名。

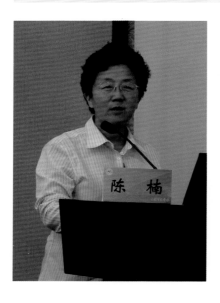

陈 楠

专业

内科学

专业技术职称

教授、主任医师、博导

工作单位与职务

主要学习经历

1978.09 ·上海第二医学院医疗系 学士

1983-1989 ·法国巴黎第五大学 肾脏专科医师（医学博士）

主要工作经历

1978.10-1983.10·上海第二医学院附属瑞金医院内科 住院医生

1983.11-1990.02·法国巴黎第五、第六大学附属 Tenon 医院肾脏科和 Necker 医院肾脏科（临床工作和法国国立健康研究院 INSERM U25 研究 巴黎五大肾脏专科医生，巴黎六大外籍主治医生和法兰西学院外籍住院医生等

1997- 至今 ·上海交通大学医学院附属瑞金医院肾脏科 主任医生，教授

重要学术兼职

2006-2012 ·中华医学会肾脏病学分会 副主任委员

2007-2013 ·中国医师协会肾脏病医师协会 副会长

2009-2012 ·上海医学会肾脏病分会 主任委员

2009- 至今 · *Am J Kidney Dis* 和 *Nephrology Dialysis and Transplantation* 等杂志 常务编委（editorial board member）

2009- 至今 ·国际肾脏病协会 ISN East Asian Committee 委员

代表性论文，著作

1. Jin Y, Ratnam K, Chuang PY, Fan Y, Zhong Y, Dai Y, Mazloom AR, Chen EY, D'Agati V, Xiong H, Ross MJ, Chen N, Ma'ayan A, He JC. A systems approach identifies HIPK2 as a key regulator of kidney fibrosis. Nat Med, 2012, 18(4): 580-588.

2. Zhang W, Zhang L, Chen YX, Xie YY, Zou YF, Zhang MJ, Gao YH, Liu Y, Zhao Q, Huang QH, Chen N. Identification of nestin as a urinary biomarker for acute kidney injury. Am J Nephrol, 2014, 39(2): 110-121.

3. Li X, Ren H, Zhang Q, Zhang W, Wu X, Xu Y, Shen P, Chen N. Mycophenolate mofetil or tacrolimus compared with intravenous cyclophosphamide in the induction treatment for active lupus nephritis. Nephrol Dial Transplant, 2012, 27(4): 1467-1472.

4. Xie J, Kiryluk K, Ren H, Zhu P, Huang X, Shen P, Xu T, Chen X, Chen N. Coiled versus straight peritoneal dialysis catheters: a randomized controlled trial and meta-analysis. Am J Kidney Dis, 2011, 58(6): 946-955.

5. Xie J, Kiryluk K, Wang W, Wang Z, Guo S, Shen P, Ren H, Pan X, Chen X, Zhang W, Li X, Shi H, Li Y, Gharavi AG, Chen N. Predicting progression of IgA nephropathy: new clinical progression risk score. PLoS One, 2012, 7(6): e38904.

6. Wang J, Du Z, Zhang W, Han B, Peng C, Chen N. Post liver transplantation acute kidney injury in a rat model of syngeneic orthotopic liver transplantation. Lab Invest, 2011, 91(8): 1158-1169.

7. Xu J, Wang W, Shi H, Chen S, Liu Z, Li W, Zhang J, Li Y, Chen N. Chronic kidney disease is prevalent in Chinese patients admitted with verified cerebrovascular lesions and predicts short-term prognosis. Nephrol Dial Transplant, 2011, 26(8): 2590-2594.

8. Nan Chen, Weiming Wang, Yanping Huang, Pingyan Shen, Daoling Pei, Haijin Yu, Hao Shi, Qianying Zhang, Jing Xu, Yilun Lv and Qishi Fan. Community-based on CKD subjects and the associated risk factors. Nephrol Dial Transplant, 2009, 24: 2117-2123.

9. Chen N, Hsu CC, Yamagata K, Langham R. Challenging chronic kidney disease: experience from chronic kidney disease prevention programs in Shanghai, Japan, Taiwan and Australia. Nephrology (Carlton), 2010, 15(2): 31-36.

10. Chen YX, Li Y, Wang WM, Zhang W, Chen XN, Xie YY, Lu J, Huang QH, Chen N. Phosphoproteomic study of human tubular epithelial cell in response to transforming growth factor-beta-1-induced epithelial-to-mesenchymal transition. Am J Nephrol, 2010, 31(1): 24-35.

● 重要科技奖项

1. 急性肾衰竭临床病理及基础研究的推广应用 . 2011. 教育部科技进步奖推广类二等奖 .

2. 遗传性肾炎（Alport 综合征）临床病理及分子发病机制的研究 . 2002. 教育部提名国家科学技术奖科技进步一等奖 .

3. 遗传性肾脏疾病诊断体系构建及相关基因功能研究 . 2010. 上海市科技进步二等奖 .

4. 急性肾功能衰竭临床病理及基础研究的推广应用 . 2010. 上海市医学科技奖推广 .

5. 慢性肾小管间质损伤和纤维化机制及防治靶点 . 2009. 上海市医学科技一等奖 .

6. 遗传性肾脏疾病相关基因功能研究和诊断平台构建 . 2008. 上海市医学科技二等奖 .

7. 遗传、家族性肾脏疾病的筛查与诊断 . 2005 上海市临床医疗成果三等奖 .

8. 急性肾功能衰竭病因、临床与实验研究 . 2003. 中华医学科技二等奖 .

9. 急性肾功能衰竭病因、临床与实验研究 . 2003. 上海科技进步成果一等奖 .

10. 急性肾功能衰竭病因谱演变及综合防治的临床、病理与实验研究 . 2003. 上海医学科技一等奖 .

● 学术成就概览

陈楠教授在国内率先建立皮肤 Ⅳ 胶原不同 α 链的检测方法，构建 Alport 综合征"临床－病理－Ⅳ型胶原"平台，使 Alport 综合征的诊断水平大踏步的迈进；建立外周血 α-GAL 活性和 LysoGb3 检测方法，构建 Fabry 病"临床－病理－酶活性－基因"平台，使 Fabry 病的诊断走在国际前沿；血清 ANCA 检测方法的在国内的率先建立，使得临床对 ANCA-相关性血管炎的诊断进入一个新的境界，从而使许多危重患者转危为安；建立慢性肾小管损伤临床检测平台，形成了国内最完善的慢性肾小管间质

检测指标，使一些罕见肾小管疾病不再成为疑难杂症，确立了肾小管疾病的国内最高诊治水平……一系列从基础到临床转化的临床检测方法建立，为临床早期疾病诊断和治疗提供了可靠的依据，为临床医生树立了楷模。

面对国际和国内慢性肾脏病发病率高的严峻形势，积极主动承担国家级科研项目，包括"973"项目"常见肾小球疾病发病机制及其早期诊断（肾小球损伤的遗传学研究）"、国家科技部十二五攻关项目"肾脏疾病的防治与国产血液净化产品研发及临床应用评价（高血压肾损害及缺血性肾脏病的研究）"、卫生部行业专项基金、以及国家自然科学基金等，对肾小球疾病、高血压肾损害、CKD 进展危险因素分析（队列研究）进行研究探索，并已取得初步成果。

面对疑难危重症，敢于承担责任：在肾脏病的疑难危重症，包括系统血管炎、重症狼疮性肾炎、多发性骨髓瘤肾脏损害、遗传性肾脏疾病，以及如急性肾损伤 AKI、横纹肌溶解症、血栓栓塞性微血管病、多脏器衰竭等诊治方面做出了突出成绩，及时诊断、早期治疗，提供患者的生存率和生存质量。开展多种血液净化新技术，提高血透和腹透患者的随访质量，为尿毒症患者提供优质服务。

积极走向国际：2012 年初组织了肾脏病全球预后改善组织（KDIGO）的关于急性肾损伤、肾小球肾炎和贫血临床实践指南会议，来自全球 50 余位国际著名肾脏病专家与中国专家进行了面对面的讨论。此次会议作为首次在中国召开的 KDIGO 指南研讨会受到了极大地关注，在成为学术沟通的桥梁同时，也昭示着肾脏学科的全球合作达到了一个前所未有的新高度。在 *Nephrology Dialysis and Transportation* 杂志上以 Newsletter 的形式向世界介绍了中国最著名的肾脏病学科，为中国走向世界、让世界了解中国肾脏病学界的成就牵线搭桥。作为 *Nature Reviews of Nephrology* 中文版主编，她致力将国际肾脏病学的进展引入中国。2013 年她作为中国肾脏病学专家率先在 *Contribution to Nephrology* 系列专刊上主编专著 *"ew Insights into Glomerulonephritis—Pathogenesis and Treatment* 在国内外肾脏病学界引起良好反响，充分体现在肾脏疾病临床和基础研究的强劲实力。2013 年 6 月她组织召开了国际肾脏病协会 ISN- 卫星会急性肾损伤（AKI）防治进展论坛，邀请到国际上顶级的 AKI 肾脏专家与中国学者进行专题讨论，再次架起了中国与国际肾脏病学的 AKI 桥梁，将国内外专家对 AKI 关注度推到了一个新的高点。作为国际肾脏病协会学术年会（WCN）的学术委员会委员，为中国肾脏病学界在国际舞台上展示学术成果提供平台。

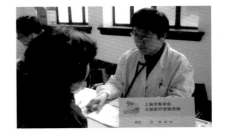

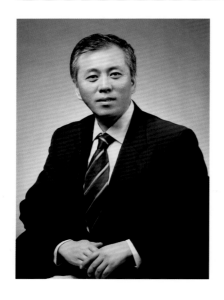

郑民华

专业	
外科学	
专业技术职称	
主任医师、教授	
工作单位与职务	

上海交通大学医学院
附属瑞金医院普外科副主任，
上海交通大学医学院院长助理

● 主要学习经历

1980.09－1986.07・上海第二医科大学　医学学士

1999.09－2002.07・华西医科大学　医学硕士

2003.09－2006.07・上海交通大学医学院 外科学　医学博士

● 主要工作经历

1986.07－1995.09・上海交通大学医学院附属瑞金医院　医师

1995.09－2002.01・上海交通大学医学院附属瑞金医院　普外科副主任

2002.01－2013.12・上海交通大学医学院附属瑞金医院　副院长

2014.01－ 至今　・上海交通大学医学院附属瑞金医院　普外科副主任，上海交通大学医学院院长助理

● 重要学术兼职

2013.07－ 至今　・中华医学会外科学分会　委员

2006.07－ 至今　・中华医学会外科学分会腹腔镜内镜外科学组　组长

2005.10－ 至今　・中国抗癌协会大肠癌专业委员会　常务委员

2005.10－ 至今　・中国抗癌协会大肠癌专业委员会腹腔镜学组　组长

2009.12－ 至今　・中国医师协会外科分会微创外科医师委员会　副主任委员

● 代表性论文，著作

1. Targeting the metastasis suppressor, NDRG1, using novel iron chelators: regulation of stress fiber-mediated tumor cell migration via modulation of the ROCK1/pMLC2 signaling pathway. Mol Pharmacol, 2013, 83(2): 454-469.

2. Laparoscopic complete mesocolic excision (CME) with medial access for right-hemi colon cancer: feasibility and technical strategies. SurgEndosc, 2012, 26(12): 3669-3675.

3. Salinomycin selectively targets 'CD133+' cell subpopulations and decreases malignant traits in colorectal cancer lines. Ann SurgOncol, 2011, 18(6): 1797-1804.

4. Expression of gamma-synuclein in colorectal cancer tissues and its role on colorectal cancer cell line HCT116. World J Gastroenterol, 2009, 15(40): 5035-5043.

5. Hyperthermic CO_2 neumoperitoneum induces apoptosis in human colon cancer cells through Bax-associated mitochondrial pathway. Oncology Reports, 2008, 19: 73-79.

6. Vascular endothelial growth factors C and D represent novel prognostic markers in colorectal carcinoma using quantitative image analysis. Eur Surg Res, 2007, 39(4): 229-238.

7. Clinical significance of Human Kallikrein gene 10 expression in colorectal cancer and gastric cancer. J Gastroenterol Hepatol, 2006, 21(10): 1596-1603.

8. 主编 . 普通外科腹腔镜手术操作与指南 . 北京：人民卫生出版社，2009.

9. 主编 . 外科学（法文版）. 上海：上海交通大学出版社，2009.

● 重要科技奖项

1. 2012.中华医学科技二等奖.第1完成人.
2. 2012.上海医学科技二等奖.第1完成人.
3. 2011.2010年度上海医学科技奖(成果推广).第1完成人.
4. 2008.上海市科技进步一等奖.
5. 2008.上海医学科技一等奖.第1完成人.
6. 2008.中华医学科技三等奖.第1完成人.
7. 2008.教育部科学技术进步推广类一等奖.第1完成人.
8. 2003.上海市科学技术进步二等奖.

● 学术成就概览

郑民华教授在留法期间积累了丰富的微创外科经验,于1991回国后在上海交通大学附属瑞金医院成功开展了国内首例腹腔镜直肠癌根治术、首例腹腔镜结肠癌根治术、首例腹腔镜无张力疝修补术、首例全腹腔镜胰十二指肠切除术,并在国内较早开展了腔镜甲状腺切除术、腹腔镜胃癌根治术、腹腔镜脾切除术、腹腔镜阑尾切除术等手术,至今共进行了6万余例、40余种的腹腔镜及内镜手术。

郑民华教授现任中华医学会外科学分会委员、中华医学会外科学分会腹腔镜与内镜学组组长、中国医师协会外科分会微创外科医师委员会副主任委员、中国抗癌协会大肠癌专业委员会常委、中国抗癌协会大肠癌专业委员会腹腔镜学组组长等学术团体职务,其领导的微创外科团队在消化道恶性肿瘤微创诊疗的基础与临床研究方向取得了重大突破。该团队率先在国内开展腹腔镜结直肠癌根治术,填补了我国在该技术领域空白,迄今已开展该手术4 000余例;同时较早在国内开展腹腔镜胃癌根治术,积极引入世界先进理念及技术,开展手术量1 000余例。在腹腔镜胃肠癌手术的安全性、近远期疗效、卫生经济学评价、生命质量、规范化培训与推广等方面进行了系统研究,为规范这些手术的开展、改善疗效、提高卫生资源利用率奠定基础。

郑民华教授作为第一完成人先后荣获教育部科技进步奖(推广类)一等奖、中华医学科技三等奖、中华医学科技奖二等奖、上海市科技进步奖一等奖、上海市科技进步奖二等奖、上海医学科技奖一等奖、上海医学科技奖二等奖、上海医学科技成果推广奖等各大奖项,并作为课题负责人承担国家863计划、上海市科委重点等多项科研项目。

郑民华教授多次以客座教授身份受邀赴法国斯特拉斯堡欧洲远程手术学院IRCAD、日本AETF培训中心、意大利比萨大学、印度的GEM医院、Global医院和泰国RAMATHIBODI医院等进行手术演示和授课;多次以专家讲师身份出席ELSA(亚太腔镜与内镜外科医师大会)、SAGES(美国腹腔镜内镜胃肠外科医师大会)、IFSES(国际内镜外科医师协会联盟)等国际微创外科学术会议,进行手术演示和专题演讲。2009年,郑民华教授担任亚太腔镜与内镜外科医师大会主席,在厦门成功主办2009年亚太腔镜与内镜外科医师大会;2013年,在上海成功主办第八届中韩日腹腔镜胃癌手术联席会议。此外,郑民华教授还带领团队成功申办2016年世界内镜外科医师年会。这些国际会议的举行确立了我国微创外科在国际微创外科学界的重要地位,扩大了我国微创外科在国际微创外科学界的影响力。

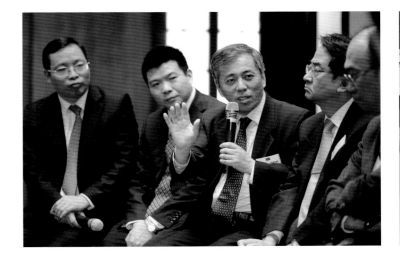

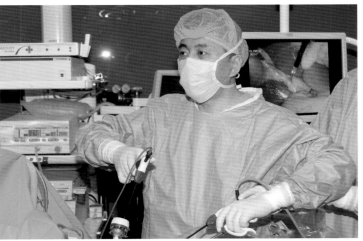

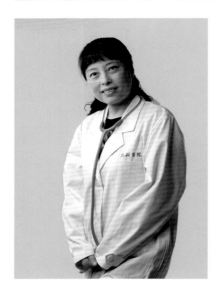

郑 珊

专业

儿科学

专业技术职称

教授

工作单位与职务

复旦大学附属儿科医院

● 主要学习经历

1978.02－1982.12 · 上海第一医学院医学系　学士

1984.09－1988.12 · 上海医科大学研究生院（硕博连读）　博士

● 主要工作经历

1982.12－1986.06 · 上海医科大学附属儿科医院　住院医师

1986.06－1991.06 · 上海医科大学附属儿科医院　主治医师

1991.06－1996.06 · 上海医科大学儿科医院外科　副教授，硕士生导师

1996.06－ 至今 · 上海医科大学儿科医院外科　教授

1998.04－ 至今 · 上海医科大学　博士生导师

● 重要学术兼职

2010.11－ 至今 · 中华医学会小儿外科分会　常委

2014.01－ 至今 · 上海医学会小儿外科分会　现任主任委员

2013.07－ 至今 · 第 35 届上海市医学会　理事

2013.05－ 至今 · 第 45 届太平洋小儿外科学会　理事

● 代表性论文，著作

1. 第二主编 . 小儿外科学（国家卫生和计划生育委员会"十二五"规划教材，供临床型研究生和专科医师用）. 北京：人民卫生出版社 , 2014.

2. 主编 . 实用新生儿外科学 . 北京：人民卫生出版社 , 2013.

3. Gong Chen, Shan Zheng, Yi Luo, Xianmin Xiao. The Impact of Iatrogenic Gastroschisis on Pulmonary Maturation of Fetal Rabbit Model of Diaphragmatic Hernia Pediatr Surg Int, 2009, 25: 635-640.

4. Jian Zhou, Zhen Shen, Yifeng He, Jia Fan, Shan Zheng: The Current Status of Pediatric Liver Transplantation in Mainland China. Pediatric Transplantation, 2010, 14(5): 575-582.

5. Rui Zhao, Hao Li, Chun Shen, Shan Zheng. The surgical treatment of biliary atresia with patent distal extrahepatic bile ducts. Journal of Investigative Surgery, 2011, 24: 53-58.

6. Song Z, Dong R, Fan Y, Zheng S. Identification of Serum Protein Biomarkers in Biliary Atresia by Mass Spectrometry and Enzyme-linked Immunosorbent Assay. J Pediatr Gastroenterol Nutr, 2012, 55(4): 370-375.

7. Dong R, Zhao R, Zheng S. Changes in epigenetic regulation of CD4+ T lymphocytes in biliary atresia. Pediatr Res, 2011, 70(6): 555-559.

8. 宋再，钟薇，余家康，陈淑云，陈兰萍，汪健，郑珊 . 胆道闭锁多中心综合诊断治疗方案研究 . 中华小儿外科杂志，2011, 32(2): 81-85.

9. Dong R, Dong K, Wang X, Chen G, Shen C, Zheng S. Interleukin-33 overexpression is associated with gamma-glutamyl transferase in biliary atresia. Cytokine, 2013, 61(2): 433-437.

10. Gong Chen, Shan Zheng, Song Sun. Early Surgical Outcomes and Pathological Scoring Values of Older Infants (≥ 90 d old) with Biliary Atresia. J Pediatr Surg, 2012, 47(12): 2184-2188.

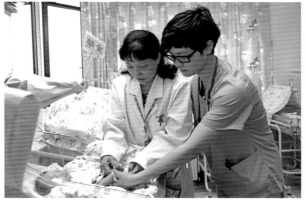
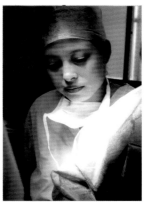

● 重要科技奖项

1. 雌激素促进小儿实体肿瘤生长的相关研究 . 2006. 国家教育部高等学校科技进步二等奖 .

2. 2009. 第六届中国科协期刊优秀学术论文三等奖 .

3. 胆道闭锁发病机制研究及临床规范化诊断和治疗 . 2013. 国家教育部高等学校科技进步二等奖 .

4. 胆道闭锁发病机制研究及临床规范化诊断和治疗 . 2013. 中华医学会科技进步三等奖 .

● 学术成就概览

郑珊教授，现任儿科医院副院长，外科主任，教授、博士生导师；中华医学会小儿外科分会常务委员、中华医学会小儿外科上海分会现任主任委员、中华医学会新生儿外科学组组长、上海市高级专业技术职务评审委员会委员、中华医学科技奖第三届评委会委员，享受国务院颁发的政府特殊津贴。目前担任《中华小儿外科杂志》和《临床小儿外科杂志》副主编、《中国实用儿科杂志》、*World Journal of Pediatrics*、《中国实用儿科杂志》、《中华妇幼医学临床杂志》等杂志编委。郑珊教授目前是第十二届全国政协委员，上海市妇联副主席。先后获省部级以上荣誉近十项，如 2005 年获全国先进工作者。2007 年获"各民族党派工商联无党派人士为全面建设小康社会作贡献先进个人"，2013 年中华人民共和国科技部"中国女医师协会五洲女子临床科研创新奖"。

三十多年来，主要从事小儿外科临床和科研工作，擅长新生儿外科。她以高度的责任感和满腔的工作热情，全身心的投入儿科事业。尤其在疑难病的诊治、危重病的救治等方面积累了丰富的经验。她精湛的手术技艺，以及慈母般的爱心使无数新生婴儿获得第二次生命，并能健康活泼的成长。她每年手术约 300 余例，其中疑难复杂病例 100 余例。2009 年"恶性肿瘤患儿应用肠内营养支持的临床研究"获第六届中国科协期刊优秀学术论文三等奖；2012 年作为第一负责人"胆道闭锁发病机制研究及临床规范化诊断和治疗"获上海医学科技进步奖二等奖，2013 年又获国家教育部高等学校科技进步二等奖和中华医学会科技进步三等奖。作为复旦大学授课教授，主讲《小儿外科学》、《危重病儿的营养支持》、《先天性消化道畸形的诊治进展》等本科生和研究生课程。2008 ~ 2014 年共主办三期 6 次国家继续教育学习班，主编《小儿外科学》（研究生教材）、《实用新生儿外科学》；作为副主编出版《临床小儿外科杂志》、《小儿腹部外科学》、《小儿急诊外科学》，参编《实用外科学》、《实用内科学》、《实用新生儿学》等专著和教材的编写。共发表国内权威杂志论文 100 余篇，Sci 收录论文 40 余篇。具备 20 年硕士研究生和 16 年博士研究生教学经验，作为博士生导师，已培养 18 名硕士，12 名博士，正培养 6 名博士和 5 名硕士临床、实验研究。已毕业的博士李昊医师 2013 年获闵行区卫生系统领军人才资助。

郑珊教授带领的复旦大学小儿外科团队连续 4 次（8 年）获得医院管理协会全国各专业评定的全国小儿外科专业第二名；2013 年获得国家卫生和计划生育委员会的临床重点专科建设项目资助。

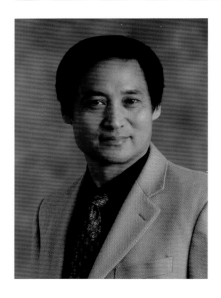

夏术阶

专业

外科学

专业技术职称

教授 / 主任医师

工作单位与职务

上海市第一人民医院副院长
泌尿外科中心主任

● 主要学习经历

1978.02－1982.12·山东医学院，临床医学系　学士

1985.09－1988.07·山东医科大学，省立医院　硕士

1991.09－1993.07·英国伦敦大学，St. Bartholomew's 医院　访问学者 Research Fellow

1996.09－1999.07·山东医科大学，省立医院　博士

1999.09－2000.12·复旦大学，上海市第一人民医院博士后流动站　博士后

● 主要工作经历

1982.12－1999.08·山东省立医院　住院医师、主治医师、副主任医师

1999.09－ 至今　·上海市第一人民医院　主任医师、教授、副院长、泌尿外科主任

● 重要学术兼职

· 中国医师协会男科医师分会　会长

· 中华医学会泌尿外科学会　常委兼男科学组组长

· 上海激光学会　副理事长

· 中华医学会上海男科学会　主任委员

· AJA（亚洲男科学杂志）　助理主编

· 中华医学杂志　副总编辑

· 中华诊断学杂志　副总编辑

· 中国内镜杂志　副主编

● 代表性论文，著作

1. Xia SJ, Zhuo J, Sun XW, Han BM, Shao Y, Zhang YN. Thulium laser versus standard transurethral resection of the prostate: a randomized prospective trial. Eur Urol, 2008, 53(2): 382-389.

2. Jiang Q, Yeh S, Wang X, Xu D, Zhang Q, Wen X, Xia SJ, Chang, C. Targeting androgen receptor leads to suppression of prostate cancer via induction of autophagy. J Urol, 2012, 188: 1361-1368.

3. Wu ZL, Yuan Y, Geng H, Xia SJ. Influence of immune inflammation on androgen receptor expression in benign prostatic hyperplasia tissue. Asian J Androl, 2012, 14: 316-319.

4. Jiang Q, Xia SJ. Zonal differences in prostate diseases. Chin Med J, 2012, 125: 1523-1528.

5. Wang XH, Zhao FJ, Han BM, Jiang Q, Wang YC, Wu JH, Tang YQ, Zhang YP, Xia SJ. Primary stromal cells isolated from human various histological/pathological prostate have different phenotypes and tumor promotion role. Chin Med J, 2011, 124: 1700-1707.

6. Wang YC, Yu SQ, Wang XH, Han BM, Zhao FJ, Zhu GH, Hong Y, Xia SJ. Differences in phenotype and gene expression of prostate stromal cells from patients of varying ages and their influence on tumour formation by prostate epithelial cells. Asian J Androl, 2011, 13: 732-741.

7. Jiang Q, Han BM, Zhao FJ, Hong Y, Xia SJ. The differential effects of prostate stromal cells derived from different zones on prostate cancer epithelial cells under the action of sex hormones. Asian J Androl, 2011, 13, 798-805.

8. Wu JT, Han BM, Yu SQ, Wang HP, Xia SJ. Androgen receptor is a potential therapeutic target for bladder cancer. Urology, 2010, 75: 820-827.

9. Wang X, Lin WJ, Izumi K, Jiang Q, Lai KP, Xu D, Fang LY, Lu T, Li L, Xia SJ, Chang C. Increased infiltrated macrophages in benign prostatic hyperplasia (BPH): role of stromal androgen receptor in macrophage-induced prostate stromal cell proliferation. J Biol Chem, 2012, 287: 18376-85.

● 重要科技奖项

1. 微创泌尿外科激光新技术开发与应用. 2010. 上海市科学技术进步一等奖. 第1完成人.

2. 激光在微创泌尿外科中的应用及其相关并发症预防. 2009. 中华医学科技二等奖. 第1完成人.

3. 微创激光技术在泌尿外科中的应用与开发. 2009. 高等学校科学研究优秀成果奖（科学技术）. 第1完成人.

4. 夏术阶等激光新技术在微创泌尿外科中的应用及其相关并发症预防研究. 2012. 华夏一等奖. 第1完成人.

5. 微创激光技术在泌尿外科中的开发应用及其相关并发症的预防研究. 2012. 恩德思一等奖. 第1完成人.

● 学术成就概览

专业特长：坚持临床与科研并重，临床第一的学科发展理念，擅长泌尿系肿瘤、结石、男性学、前列腺外科、微创泌尿外科等疑难杂症的诊疗，曾应邀在法国巴黎和瑞士巴塞尔大学附属医院，中国香港地区等手术演示。

专业任职：中国医师协会男科医师分会会长，中华医学会上海男科学会主任委员、中华医学会泌尿外科学会常委兼男科学组组长，上海激光学会副理事长、上海激光学会泌尿科委专业委员会主任委员，中国光学学会生物医学光子学专业委员会副主任委员、国际泌尿外科学会会员，*AJA*、*Current Urology*、*CMJ*编委；参加国内外22家杂志编审的工作。国家卫生部内镜专业技术考评委员会专科内镜专家委员会主席，国家卫生部内镜专业技术考评委员会专家，国家自然基金终审专家组专家，上海市医学领军人才、上海市领军人才。

科研工作：主持3项国家自然科学基金课题，主持国家科技部12五支撑计划项目，获得教育部"211"学科建设基金资助。获得上海市优秀学科带头人计划基金，主持上海市重大重点科研基金7项、国家卫生部及

吴阶平基金会以及省部级研究课题等项目。获得国家专利12项，国内外杂志发表学术论文约251篇，其中SCI论文50余篇，最高IF10.476。主编《微创泌尿外科手术学》、《微创泌尿外科手术并发症预防与处理》、《前列腺癌》等8部专著，参编《泌尿外科疾病诊断与鉴别诊断》等22部著作，其中包括3部全国卫生部统编教材。获得省部级科学技术进步二等奖2项，三等奖1项；上海市医学科技进步二等奖1项、三等奖1项；国家教育部科技进步二等奖1项；中华医学科技进步一等奖提名及中华医学科技进步二等奖1项，获得上海市科学技术进步奖一等奖1项。华夏医学科学技术进步奖一等奖1项。恩德思医学科学技术进步奖一等奖1项。上海市卫生系统先进个人，上海市职工创新十大精英奖，获得中国内镜杰出领袖奖，国际内镜杰出领袖奖。2010年国家卫生部授予有突出贡献的中青年专家称号，获得泌尿外科最高荣誉奖吴阶平医学奖。享受国务院政府特殊津贴。

学术认识：①提出了输精管结扎对前列腺增生的抑制作用。②建立了经直肠超声前列腺体积定量学研究的方法，并校正了国际上前列腺超声定量学研究方法的误差。③提出并论证了前列腺组织中雄激素受体亚型的新概念。提出了前列腺组织中雄激素受体亚型的带性分布特征和种属特异性。为研究阻断雄激素受体亚型的药物奠定了基础。④提出了前列腺阶段性增长的理论，并将前列腺的增长分为四个不同增长时相。即青春期前的缓慢增长期；10~30岁的快速增长期；30~50岁的再缓慢增长期；50~90岁的再加速增长期。⑤在国际上创新建立激光剥橘式前列腺切除术治疗良性前列腺增生症的方法，EU（IF：10.476）写入两部欧洲泌尿外科指南和中国泌尿外科指南，手术方法安全高效，打破大体积前列腺不能做微创手术的治疗禁区，并得到国际F1000高度评价。

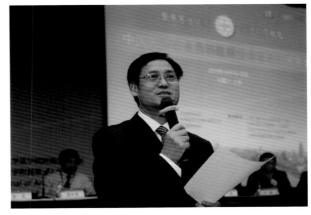
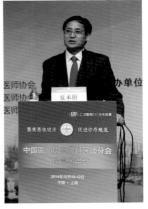

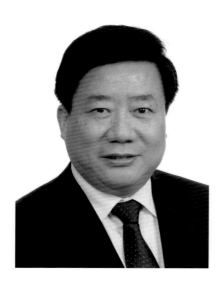

梅长林

专业
内科学
专业技术职称
主任医师、教授
工作单位与职务
上海长征医院
内科教研室主任、肾内科主任

● 主要学习经历

1976.09−1979.08 · 上海第二军医大学军医系　学士

1984.09−1987.08 · 上海第二军医大学军医系　硕士

1993.03−1995.05 · 美国洛杉矶南加利福尼亚大学医学院内科系　访问学者

2000.07−2001.01 · 美国耶鲁大学医学院 Boyer 分子医学中心　访问学者

● 主要工作经历

1979.09−1984.08 · 上海长征医院内科　住院医师

1987.09−1989.12 · 上海长征医院消化内科　主治医师

1990.01−1992.12 · 上海长征医院肾内科　副教授、副主任医师

1993.01− 至今　· 上海长征医院肾内科　教授、主任医师

1991.03−1993.03 · 上海长征医院肾内科　副主任

1993.04− 至今　· 上海长征医院肾内科　主任

1999.07− 至今　· 上海长征医院内科学教研室　主任

2006.01− 至今　· 解放军肾脏病研究所　所长

● 重要学术兼职

2008− 至今　　· 中华医学会肾脏病学分会　副主任委员

2010− 至今　　· 解放军肾脏病专业委员会　主任委员

2013− 至今　　· 上海市医学会内科学分会　主任委员

2008.01− 至今　· 中国内科年鉴　主编

2013.07− 至今　· 医学参考报肾脏病频道　主编

● 代表性论文，著作

1. Wüthrich RP, Mei C. Aquaretic treatment in polycystic kidney disease. N Engl J Med, 2012, 367(25): 2440-2442. (IF: 53.298)

2. Wang X, Zhang S, Liu Y, Spichtig D, Kapoor S, Koepsell H, Mohebbi N, Segerer S, Serra AL, Rodriguez D, Devuyst O, Mei C, Wüthrich RP. Targeting of sodium-glucose cotransporters with phlorizin inhibits polycystic kidney disease progression in Han:SPRD rats. Kidney Int, 2013, 84(5): 962-968. (IF: 8.53)

3. Chen D, Ma Y, Wang X, Yu S, Li L, Dai B, Mao Z, Liu H, Liu S, Mei C. Triptolide-Containing Formulation in Patients With Autosomal Dominant Polycystic Kidney Disease and Proteinuria: An Uncontrolled Trial. Am J Kidney Dis, 2014, 63(6): 1070-1072. (IF: 5.756)

4. Su Z, Wang X, Gao X, Liu Y, Pan C, Hu H, Beyer RP, Shi M, Zhou J, Zhang J, Serra AL, Wüthrich RP, Mei C. Excessive activation of the alternative complement pathway in autosomal dominant polycystic kidney disease. J Intern Med, 2014, 276(5): 470-485. (IF: 5.785)

5. Xu HW, Yu SQ, Mei CL, Li MH. Screening for intracranial aneurysm in 355 patients with autosomal-dominant polycystic kidney disease. Stroke, 2011, 42(1): 204-206. (IF: 5.756)

6. Gao X, Huang L, Grosjean F, Esposito V, Wu J, Fu L, Hu H, Tan J, He C, Gray S, Jain MK, Zheng F, Mei C. Low-protein diet supplemented with ketoacids reduces the severity of renal disease in 5/6 nephrectomized rats: a role for KLF15. Kidney Int, 2011, 79(9): 987-996. (IF: 6.606)

7. 主编. 中国内科年鉴（2008年卷—2012年卷）. 上海：第二军医大学出版社，2008-2012.

8. 副主编. 内科学. 第8版. 北京：人民卫生出版社，2013.

9. 主编. 内科手册. 北京：人民卫生出版社，2011.

10. 主编. 肾病综合征. 北京：科学出版社，2011.

● 重要科技奖项

1. 慢性肾脏病防治的临床和基础研究. 2007. 国家科技进步二等奖. 排名第三.

2. 常染色体显性多囊肾病的新机制、新技术及新疗法. 2014. 教育部科技进步一等奖. 排名第一.

3. 常染色体显性多囊肾病的基础与临床研究. 2006. 军队医疗成果一等奖. 排名第一.

4. 多囊肾病的分子发病机制、诊断及治疗研究. 2004. 中华医学科技二等奖. 排名第一.

5. 多囊肾病的分子发病机制、诊断及治疗研究. 2004. 上海市医学科技一等奖. 排名第一.

● 学术成就概览

梅长林教授先后担任中华医学会肾脏病学分会副主任委员、上海市肾脏病学分会主任委员、全军肾脏病学专业委员会主任委员等重要学术职务。目前任中国医师协会肾内科医师分会副会长、上海市医师协会肾脏内科医师分会会长、上海医学会内科学分会主任委员、华东地区肾脏病协作委员会主任委。

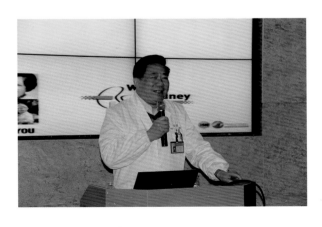

梅长林教授医术精湛，国内外享有很高的声誉，在肾小球肾炎、遗传性肾病、急性肾损伤和慢性肾衰竭的临床诊治方面积累了丰富的经验，尤其在肾囊肿性疾病的诊断治疗以及慢性肾衰竭长期并发症的防治等方面具有很高的造诣。

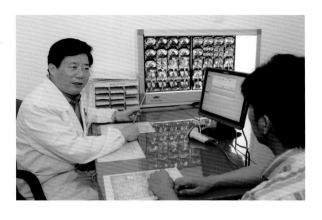

先后承担了国家科技重大专项、国家"十五"、"十一五"高科技攻关项目（863项目）、国家自然科学基金重点项目及面上项目、上海市科委重大攻关项目、上海市科委重大基础研究项目及国际合作项目等23项研究课题。主编、副主编及参编专著40部，发表论文420篇。近5年来以第一或通讯作者发表论文128篇，其中SCI论文47篇，总影响因子186.9分，单篇最高影响因子53.3分。2012年受邀为国际著名的《新英格兰医学杂志》撰写述评。2014年作为中国唯一受邀专家参加改善全球肾脏病预后组织（KDIGO）常染色体显性多囊肾病（ADPKD）指南制定专家研讨会。获国家科技进步二等奖（2007）、教育部高等教育科技进步一等奖（2014）、上海市科技进步一等奖（2007）、军队医疗成果一等奖（2006）、中华医学科技二等奖（2006）、上海医学科技一等奖（2004）等奖励14项。荣获解放军总后勤部科技银星和上海市卫生系统"银蛇奖"一等奖，入选上海市"领军人才"和"百名跨世纪优秀学科带头人"培养计划。享受国务院政府特殊津贴。获得国家新药证书1项和国际发明专利1项，发明国家发明专利6项。作为指导老师获得"上海市优秀博士生论文"和"全军优秀博士生论文"各2篇，全国优秀博士生论文提名奖1篇。

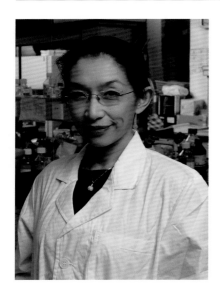

曾凡一

专业

医学遗传学，发育生物学

专业技术职称

研究员

工作单位与职务

上海交通大学医学院

● 主要学习经历

1988.09－1991.06 · 美国加州大学生物化学和细胞生物学专业　学士（B.A.）学位

1992.09－2005.05 · 美国宾夕法尼亚大学医学院医学 / 理学专业　双博士（M.D，Ph.D.）学位

● 主要工作经历

2005.07－2006.12 · 上海市儿童医院上海医学遗传研究所　所长助理

2007.01－ 至今　 · 上海交通大学医学遗传研究所　副所长

2007.08－ 至今　 · 上海交通大学医学院干细胞研究所　副所长

2007.10－ 至今　 · 上海交通大学医学院发育生物学研究室　主任

● 重要学术兼职

2014.01－ 至今　 · 国际干细胞组织（ISCF）　秘书长

2008.01－ 至今　 · 国际干细胞组织（ISCF）　伦理委员会中国代表

2011.01－ 至今　 · 美国遗传政策研究所（GPI）　科学顾问及理事

2011.01－ 至今　 · 美洲华人遗传学会（ACGA）　理事

2011－2014 至今 · 第一届国家干细胞研究指导协调委员会　专家组成员

● 代表性论文，著作

1. Zhao XY, Li W, Lv Z, Liu L, Tong M, Hai T, Hao J, Guo CL, Ma QW, Wang L, Zeng F, Zhou Q. iPS cells produce viable mice through tetraploid complementation. Nature, 2009, 461(7260): 86-90.

2. Linlin Wang, Yan Xue, Yihang Shen, Wei Li, Yan Cheng, Xiaoshuang Yan, Wansheng Shi, Juan Wang, Zhijuan Gong, Guanheng Yang, Chuanliang Guo, Yiye Zhou, Xiang Wang, Qi Zhou, Fanyi Zeng. Claudin 6: a novel surface marker for characterizing mouse pluripotent stem cells. Cell Res, 2012, 22(6): 1082-1085.

3. Fanyi Zeng, Shu-Zhen Huang, Zhi-Juan Gong, Mei-Jue Chen, Don A Baldwin, Wei Hu, Hui Qian, Jing-bin Yan, Juan Wang, Yan Ping Xiao, Yves Chalandon, Ashley Ringrose, Zhao-Rui Ren, Allen Eaves, Connie Eaves and Xiaoyan Jiang. Long-term deregulated human hematopoiesis in goats transplanted in utero with BCR-ABL-transduced lin−CD34+ cord blood cells. Cell Res, 2013, 23: 859-862.

4. Yan Z, Zhou Y, Fu J, Jia F, Zhao L, Guan P, Huang S, Zeng Y, Zeng F. Donor-host mitochondrial compatibility improves efficiency of bovine somatic cell nuclear transfer. BMC Dev Biol, 2010, 10: 31.

5. Sul JY1, Wu CW1, Zeng F1, Jochems J, Lee MT, Kim TK, Peritz T, Buckley P, Cappelleri DJ, Maronski M, Kim M, Kumar V, Meaney D, Kim J, Eberwine J. Transcriptome transfer produces a predictable cellular phenotype. Proc Natl Acad Sci U S A, 2009, 106(18): 7624-7629.

6. Li W, Xie SY, Guo XB, Gong XL, Wang S, Lin D, Zhang JH, Ren ZR, Huang SZ, Zeng F, Zeng YT. A novel transgenic mouse model produced from lentiviral germline integration for the study of beta-thalassemia gene therapy. Haematologica, 2008, 93(3): 356-362.

7. Zeng F, Ren ZR., Huang SZ., Kalf M, Mommersteeg M, Smit M, White S, Jin CL., Xu M, Zhou DW, Yan JB, Chen MJ, Beuningen R. van, Huang SZ, Dunnen J. den, Zeng YT, Wu Y. Array-MLPA: Comprehensive detection of deletions and duplications and its application to DMD patients. Hum Mut, 2008, 29(1): 190-197.

8. Zeng F, Chen MJ, Baldwin DA, Gong ZJ, Yan JB, Qian H, Wang J, Jiang XY, Ren ZR, Sun DM, Huang SZ. Multiorgan engraftment and differentiation of human cord blood CD34(+)Lin(-) cells in goats assessed by gene expression profiling. Proc Natl Acad Sci, 2006, 103(20): 7801-7806.

9. Zeng F, Schultz RM. RNA transcript profiling during zygotic gene activation in the preimplantation mouse embryo. Dev Biol, 2005. 283(1): 40-57.

10. Zeng F, Baldwin DA, Schultz RM. Transcript profiling during preimplantation mouse development. Dev Biol, 2004, 272(2): 483-496.

● 重要科技奖项

1. 2007. 教育部自然科学一等奖.
2. 2009. 教育部自然科学二等奖.
3. 2006. 上海医学科技二等奖.
4. 2009. 上海医学科技一等奖.
5. 2013. 中国科学院杰出科技成就奖.

● 学术成就概览

曾凡一教授本人主要从事发育生物学、医学遗传学及干细胞和哺乳动物胚胎工程的研究。组建了一支年富力强，富于创新，具有开创精神的团队。带领研究团队完成了软硬件建设和学科研究团队建设，实现干细胞研究平台、早期胚胎重编程的研究平台和遗传病分子诊断技术平台的建立。2012 年获得国家杰出青年科学基金的资助，2013 年被聘为 2011 年度长江学者特聘教授，同年还入选 2013 年国家百千万人才工程，并被授予"有突出贡献中青年专家"荣誉称号。

作为首席科学家先后获得国家重大科学研究计划"干细胞表面分子特征与功能"和"多能干细胞向中胚层细胞分化的机制研究"项目资助，还承担了"973"计划、"863"计划、国家科技支撑计划、国家自然科学基金、上海市曙光计划和浦江计划以及市科委重点项目等 18 个重大项目，发表论文 70 余篇，包括国际著名期刊 *Nature*、*PNAS*、*Cell Research* 等，在世界范围引起强烈的反响。主要学术贡献包括：①应用高通量技术对植入前胚胎不同发育时期基因表达与调控进行了大规模的组学研究，阐明了基因动态表达谱和调控模式；②建立了可于体内系统研究干细胞生物学以及疾病治疗的哺乳动物模型，该种人/山羊嵌合体模型的建立及一系列研究发表在 PNAS 等 SCI 杂志，并被评为 2006 年中国基础研究十大新闻之一；③探讨了重构胚卵母细胞质－供体细胞核相互作用机理，阐明了受体和供体细胞线粒体 DNA 单倍型组合对克隆重编程和胚胎发育的影响，为研究克隆动物发育过程的核质互作奠定了理论基础；④建立了干细胞体内发育和分化的大动物模型，阐明了干细胞在生理状态下的生物学特征；⑤近年和中科院动物所周琪研究员共同领导的课题组，通过四倍体囊胚注射获得了由 iPS 细胞（诱导性多能干细胞）发育而来的有繁殖能力的活体小鼠"小小"，从而在世界上首次证明了 iPS 细胞的全能性。文章在著名杂志 *Nature* 发表后，在世界范围引起强烈反响，被美国《时代》周刊评为"2009 年度十大医学突破"之一，同时入选"中国基础研究十大新闻"（2009 年度）和"中国十大科技进展新闻"（2009 年度）。

在潜心科学研究的同时积极参与研究生教学工作，相关课程包括"生殖生物理论及相关技术"、"哺乳动物早期胚胎发育的基因表达与调控的研究"、"干细胞与再生医学的发展现状与未来"和"发育与生殖生物学"等。于 2013 年相继出版《转化医学的艺术：拉斯克医学奖及获奖者感言》（编译）、《十万个为什么》（生命分册副主编）。任职至今已先后培养博士研究生 7 名、硕士研究生 2 名，目前指导博士研究生 4 名、硕士研究生 3 名。此外，还被聘为美国伊利诺伊大学芝加哥分校客座教授、香港大学荣誉教授。

近年来还获得首届第三世界妇女科学组织女青年科学家奖、第五届谈家桢生命科学奖创新奖、第六届中国青年女科学家奖、第十届中国青年科技奖、教育部新世纪优秀人才支持计划；上海高校特聘教授（东方学者）、上海市领军人才、上海市卫生系统第十一届银蛇奖、第六届上海市巾帼创新奖等荣誉奖项。

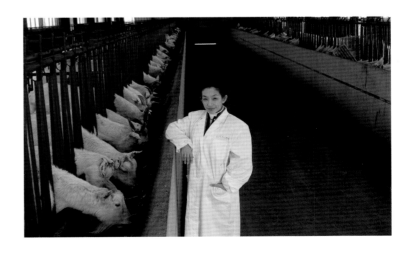

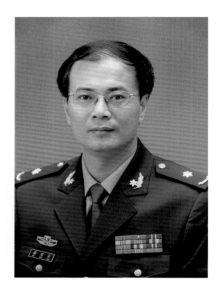

谢渭芬

专业

内科学

专业技术职称

主任医师、教授

工作单位与职务

第二军医大学
附属长征医院消化内科

● 主要学习经历

1980.09−1985.07・第二军医大学海军医学系　学士

1988.09−1991.07・第二军医大学第二附属医院　硕士

1999.09−2000.07・第二军医大学第二附属医院　博士

1995.05−1996.02・德国科学院马普协会生化所　访问学者

1996.03−1998.12・华盛顿大学医学院　访问学者

● 主要工作经历

1985.08−1988.08・第二军医大学附属长征医院消化内科　医师，助教

1991.08−1995.04・第二军医大学附属长征医院消化内科　主治医师，讲师

1999.01−2000.08・第二军医大学附属长征医院消化内科　主治医师，讲师

2000.07−2001.05・第二军医大学附属长征医院消化内科　副主任

2000.09−2003.08・第二军医大学附属长征医院消化内科　副主任医师，副教授

2001.05− 至今　・第二军医大学附属长征医院消化内科　主任

2003.09− 至今　・第二军医大学附属长征医院消化内科　主任医师，教授

● 重要学术兼职

2009.12− 至今　・中华医学会消化病分会兼肝胆疾病协作组　候任组长

2013.09− 至今　・上海市医学会消化病分会　候任主任委员

2011.11− 至今　・中国医师协会消化医师分会　常委

2006.03− 至今　・全军消化内科学专业委员会　常委

2014.01− 至今　・*Journal of Digestive Diseases*　副主编

● 代表性论文，著作

1. Ning BF, Ding J, Liu J, Yin C, Xu WP, Cong WM, Zhang Q, Chen F, Han T, Deng X, Wang PQ, Jiang CF, Zhang JP, Zhang X, Wang HY, Xie WF. Hepatocyte nuclear factor 4 α -nuclear factor- κ B feedback circuit modulates liver cancer progression. Hepatology, 2014, doi: 10.1002/hep.27177. (通讯作者 , IF:11.2)

2. Xu WP, Yi M, Li QQ, Zhou WP, Yang Y, Ning BF, Yin C, Huang ZW, Wang J, Qian H, Jiang CF, Ding CH, Chen YX, Wang HY, Zhang X, Xie WF. Perturbation of miR-370-LIN28A-NF- κ B regulatory circuit contributes to the development of hepatocellucar carcinoma. Hepatology, 2013, 58: 1977-1991. (通讯作者 , IF:11.2)

3. Zeng X, Lin Y, Yin C, Zhang X, Ning BF, Zhang Q, Zhang JP, Qiu L, Qin XR, Chen YX, Xie WF. Recombinant adenovirus carrying the hepatocyte nuclear factor-1 α gene inhibits hepatocellular carcinoma xenograft growth in mice. Hepatology, 2011, 54: 2036-2047. (通讯作者 , IF:11.6)

4. Ning BF, Ding J, Yin C, Zhong W, Wu K, Zeng Z, Yang W, Chen YX, Zhang JP, Zhang X, Wang HY, Xie WF. Hepatocyte

nuclear factor 4α suppresses the development of hepatocellular carcinoma. Cancer Res, 2010, 70: 7640-7651. (通讯作者, IF:8.2)

5. Yue HY, Yin C, Hou JL, Zeng X, Chen YX, Zhong W, Hu PF, Deng X, Tan YX, Zhang JP, Ning BF, Shi J, Zhang X, Wang HY, Lin Y, Xie WF. Hepatocyte nuclear factor 4α attenuates hepatic fibrosis in rats. Gut, 2010, 59: 236-246. (通讯作者, IF:10.6)

6. Hu PF, Chen H, Zhong W, Lin Y, Zhang X, Chen YC, Xie WF. Adenovirus-mediated transfer of siRNA against PAI-1 mRNA ameliorates hepatic fibrosis in rats. J Hepatol, 2009, 51: 102-113. (通讯作者, IF:7.8)

7. Zhong W, Shen WF, Ning BF, Hu PF, Lin Y, Yue HY, Yin C, Hou JL, Chen YX, Zhang JP, Zhang X, Xie WF. Inhibition of extracellular signal-regulated kinase 1 by adenovirus mediated siRNA attenuates hepatic fibrosis in rats. Hepatology, 2009, 50: 1524-1536. (通讯作者, IF:10.8)

8. Yin C, Lin Y, Zhang X, Chen YX, Zeng X, Yue HY, Deng X, Zhang JP, Han ZG, Xie WF. Differentiation therapy of hepatocellular carcinoma in mice with recombinant adenovirus carrying hepatocyte nuclear factor-4α gene. Hepatology, 2008, 48: 1528-1539. (通讯作者, IF:11.4)

9. 主编. 临床肝脏病学. 北京: 人民卫生出版社, 2012.

● 重要科技奖项

1. 提高肝癌外科疗效的关键技术体系的创新和应用. 2014. 国家科学技术进步奖二等奖. 第2完成人.

2. 肝脏"炎－癌"演变机制及防治研究. 2014. 上海市科学技术奖一等奖. 第1完成人.

3. 肝纤维化发病机制及治疗研究. 2009. 上海市科学技术奖一等奖. 第1完成人.

4. 肝癌临床与基础集成化研究创新团队. 2012. 国家科学技术进步奖. 创新团队奖. 第12完成人.

● 学术成就概览

近年来, 谢渭芬教授在国家自然科学基金重点项目等资助下, 在慢性肝病和肝癌的基础和临床研究等方面取得显著成绩。主要学术贡献和重要创新成果包括：

① 分析肝脏"炎－癌"演变因素, 建立肝病诊治新标准：发现 HBV 和 HCV 合并感染使罹患肝癌的风险增加 35.7 倍；大部分肝癌患者血清 HBeAg 阴性且肝硬化程度较轻, 指出早期筛查肝癌的重要性；血清-腹水白蛋白梯度（SAAG）12.5 g/L 更适合以乙肝为主的中国肝硬化腹水患者的鉴别诊断, SAAG 18.50 g/L 预测门脉高压出血的敏感度高达 96.3%。相关结果被美国 NCCN 肝癌指南等 4 部国际指南采纳。② 深入探讨肝纤维化发病机制, 提出肝病治疗新方法：明确 MAPK 信号通路、肝细胞核

因子（HNFs）等在肝纤维化发生中的作用；发现肝星状细胞具有促进肝细胞再生和肝纤维化的双向调节作用；上调 HNF 表达可显著减轻肝纤维化, 并逆转早期肝硬化。提出治疗肝纤维化应首先重视保护肝细胞的新思路。③ 明确 HNF 对肝脏"炎-癌"作用, 提出肝癌防治新策略：发现 HNF4α 表达与肝癌患者临床恶性表型和总体预后显著相关；多种 HNFs 均可诱导肝癌细胞向成熟肝细胞分化, 消除小鼠肝脏肿瘤, 阻断大鼠肝癌发生；阐明 HNF4α 通过 miR-134、miR-370 等多个 miRNA 诱导分化治疗肝癌的机制。率先提出利用肝细胞分化相关转录因子防治肝癌新策略。

在 *Hepatology*、*Gut*、*Cancer Research* 等 SCI 期刊发表论著 50 余篇, 其中影响因子 10 以上 8 篇。获 3 项国家发明专利、3 项 PCT 国际专利, 主编《临床肝脏病学》等专著 4 部。以第一完成人获上海市科技进步一等奖 2 项, 以第二完成人获得国家科技进步二等奖 1 项。近年来先后获国家杰出青年科学基金资助, 并入选教育部"长江学者奖励计划"特聘教授、新世纪百千万人才工程国家级人选、上海市优秀学科带头人、全军高层次科技创新人才工程"拔尖人才"培养对象、上海市"十佳"医生、总后勤部"科技银星"、总后勤部"优秀基层干部"和感动上海年度十大人物提名奖。荣立个人二等功一次。培养学生中 4 人获上海市优秀博士论文, 1 人获全国百篇优秀博士论文, 1 人获全国百篇优秀博士论文提名奖。

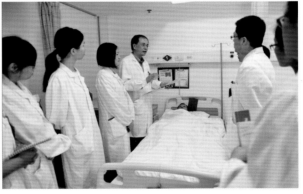
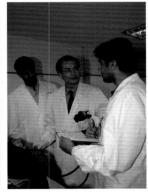

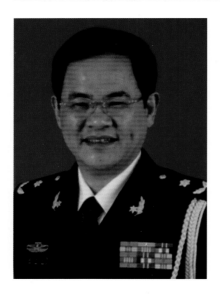

潘卫庆

专业
病原生物学
专业技术职称
教授
工作单位与职务
第二军医大学热带医学与公共卫生学系热带传染病教研室主任

● 主要学习经历

1990−1993 ·第二军医大学，分子遗传学　硕士
1994−2000 ·德国海德堡大学生物学系，生物学　博士

● 主要工作经历

1993−1998 ·第二军医大学病原生物学教研室　讲师
1998−2001 ·第二军医大学病原生物学教研室　副教授
2001−2013 ·第二军医大学病原生物学教研室　主任、教授
2013− 至今·第二军医大学热带传染病学教研室　主任、教授

● 重要学术兼职

2005− 至今·世界卫生组织基因合成与表达合作中心　主任
2010− 至今·中华医学会热带病与寄生虫学分会　副主任委员
2004− 至今·中华预防医学会寄生虫学分会　副主任委员
2004− 至今·上海市寄生虫学学会　副理事长
2010− 至今·全军传染病学专业委员会　副主任委员

● 代表性论文，著作

1. Xindong Xu, Yuanbin Zhang, Dandan Lin, Jinjin Zhang, Jin Xu, Yue-min Liu, Fei Hu, Xiaoxing Qing, Chaoming Xia, Weiqing Pan, Schistosomiasis japonica serodiagnosis: a field study using a genome-wide identified protein marker conferring a significant increase in prevalence of Schistosoma japonicum infection. The Lancet Infectious Diseases, 2014, 14(6): 489-497.
2. Qingfeng Zhang, Yufu Huang, Yilong Zhang, Xiaonan Fang, AurelieClaes, MagalieDuchateau, AbdelkaderNamane, Jose-Juan Lopez-Rubio, Weiqing Pan, Artur Scherf . A Critical Role of Perinuclear Filamentous Actin in Spatial Repositioning and Mutually Exclusive Expression of Virulence Genes in Malaria Parasites. Cell Host & Microbe, 2011, 10: 1-13.
3. Qianqian Cheng, Qingfeng Zhang, XindongXu, Lan Yin, Lin Sun, Xin Lin, Chen Dong and Weiqing Pan. MAPK Phosphotase 5 Deficiency Contributes to Protection against Blood-Stage Plasmodium yoelii 17XL Infection in Mice. Journal of Immunology, 2014, 192(8): 3686-3696.
4. Zhang Y, Yan H, Wei G, Han S, Huang Y, Zhang Q, Pan W. Distinctive origin and spread route of pyrimethamine-resistant Plasmodium falciparum in southern China. Antimicrob Agents Chemother, 2014, 58(1): 237-246.
5. Shuai Ding, Run Ye, Dongmei Zhang, Xiaodong Sun, Hongning Zhou, Thomas F. McCutchan, Weiqing Pan. Anti-folate combination therapies and their affect on the development of drug resistance in Plasmodium vivax. Scientific Reports, 2013, 3: 1008.
6. XindongXu, Jun Sun, Jingjing Zhang, Dianne Wellems, Xiaoxing Qing, Thomas McCutchan, Weiqing Pan. Having a pair: the key to immune evasion for the diploid pathogen Schistosoma japonicum. Scientific Reports, 2012, 2: 346.
7. Zhangxun Wang, XiangyangXue, Jun Sun, RongLuo, XindongXu, Yanyan Jiang, Qingfeng Zhang and Weiqing Pan. An "in-depth" description of the small non-coding RNA population of Schistosoma japonicum schistosomulum. PLoS Negl Trop Dis, 2010, 4(2): e596.

8. Qingfeng Zhang, Xiangyang Xue, Xindong Xu, Cuiping Wang , Wenjun Chang, Weiqing Pan (2009), Influence of HLA-DRB1 Alleles on Antibody Responses to PfCP-2.9-Immunized and Naturally Infected Individuals. J Clin Immunol, 2009, 29(4): 454-460.

9. 主编. 分子寄生虫学. 上海：上海科技出版社，2004. 第十八届华东地区科技出版社优秀科技图书二等奖.

10. 主编. 寄生虫生物学研究与应用. 北京：化工出版社，2007.

● 重要科技奖项

1. 2011. 上海市科技进步一等奖. 第 1 完成人.

● 学术成就概览

潘卫庆教授主持的科研项目包括：作为项目首席科学家，主持国家"973"计划"疟疾、血吸虫病防治基础研究"项目，主持国家"863"计划"十一五"课题、国家自然科学基金重大国际合作项目、军队项目及国家自然科学基金重点等。主要科研业绩：①发现恶性疟疾重要致病基因（var 基因）表达调控元件：var 基因是导致每年上百万恶性疟疾病人

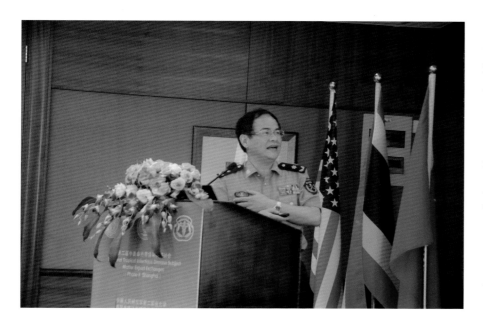

死亡的重要致病基因。该课题组发现了 var 基因内含子存在核蛋白结合序列，并阐明了该结合序列参与 var 基因的调控及其机制，相关论文以通讯作者发表在 *Cell* 杂志子刊 *Cell host & microb* 等杂志，该杂志随后发表了针对该重

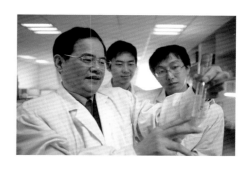

要发现的评述文章。②发现血吸虫病诊断标识分子：当前血吸虫病诊断仍然沿用传统的"粪检查虫卵"的方法，这种方法敏感性极低，不能满足当今血吸虫低度感染的诊断需求。潘教授课题组充分利用我国血吸虫基因组的研究成果，从全基因组范围内筛选了一个高敏感性的诊断标识分子（SjSP-13），通过现场研究表明其诊断敏感性比传统方法提高了 6 倍。该成果发表在 2014 年《柳叶刀－传染病》杂志。美国约翰霍普金斯大学克莱夫 . 席夫教授在该杂志发表评述文章："该诊断分子的发现将极大改进血吸虫检测技术，从而为全球血吸虫病流行程度作出全面客观的评估"。路透社等媒体报道这一成果；③主研的"重组疟疾疫苗"获国家药品监督局批准进入临床试验，相关专利分别获中国、美国、欧盟等授权；发表该疫苗相关的 SCI 论文 16 篇；为加快科技成果产业化步伐，2011 年与浙江海正药业集团签署了"重组多价疟疾疫苗"联合开发的协议。该疫苗受到国际上广泛关注，包括获得世界卫生组织和美国比尔盖茨基金会近 300 万美元的经费资助和技术支持；④跟踪国际研究前沿，开展高水平科学研究，取得了多方面的研究成果，获领军人才以来，以通讯作者发表 SCI 论文 20 余篇，最高单篇论文影响因子 19.996 分。作为第一完成人获上海市科技进步奖一等奖（2011）；⑤发挥"973"项目首席专家的作用，经过五年的实施，该项目组出色完成"973"计划项目的计划任务和各项考核指标，显著提高我国在热带传染病基础研究领域的国际影响力；⑥带领其团队开展实质性国际合作，并取得了显著成效。负责组建和申报，并获准成立的"世界卫生组织基因合成与表达合作中心"进入第三个任期建设，这是我军唯一的"WHO 合作中心"。